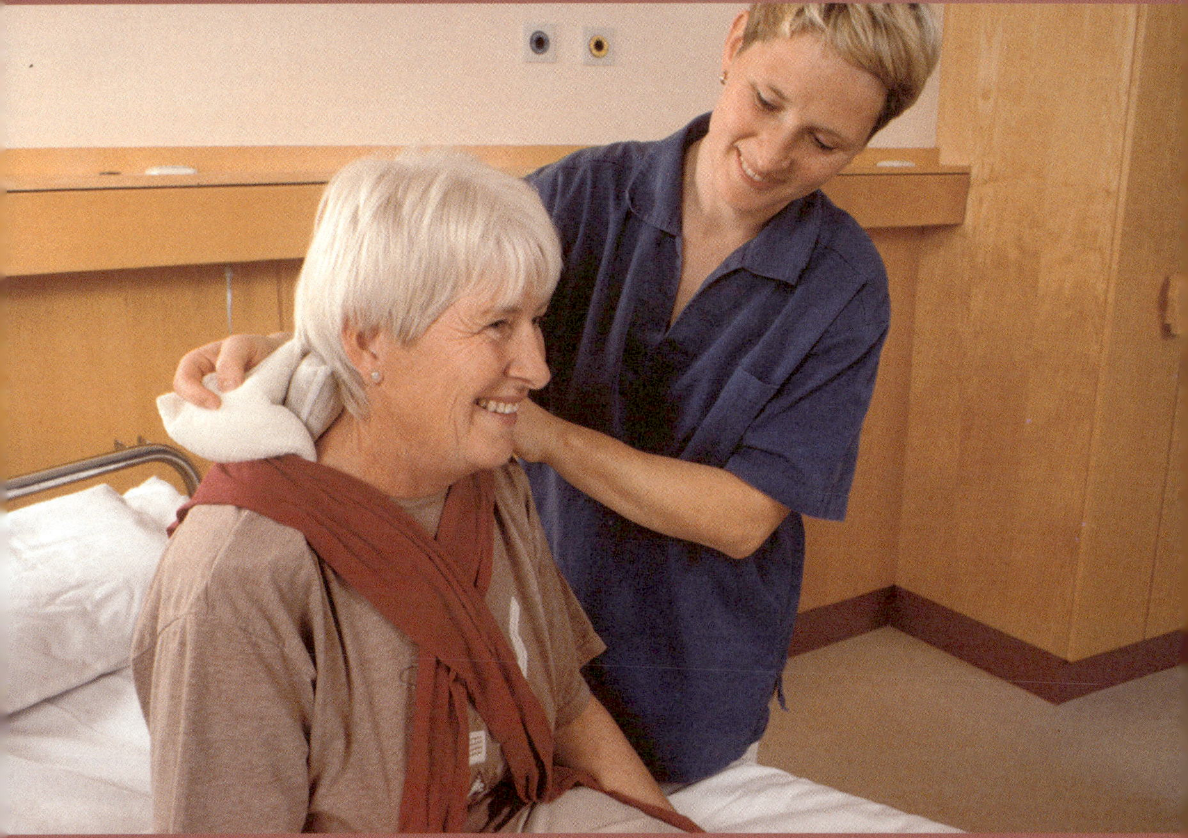

Reihe Pflegepraxis

Wickel und Auflagen

Thieme

PFLEGEPRAXIS

Wickel und Auflagen

Annegret Sonn
Ute Baumgärtner
Brigitte Best

2., neubearbeitete und erweiterte Auflage

164 Abbildungen

Georg Thieme Verlag
Stuttgart · New York

Annegret Sonn †

Ute Baumgärtner
Karlsruher Str. 31
68766 Hockenheim

Brigitte Best
Hohlweg 20
88441 Mittelbiberach

Bibliografische Information Der Deutschen Bibliothek

Die Deutsche Bibliothek verzeichnet diese Publikation in der Deutschen Nationalbibliografie; detaillierte bibliografische Daten sind im Internet über http://dnb.ddb.de abrufbar.

1. Auflage 1998

Fotograf
Thomas Stefan, Munderkingen

Kamera
Thomas Stefan, Munderkingen

Videoproduktion
TERRA NOVA, Stuttgart

Sprecher
Mario Hassert

Gestaltung und Layot
Arne Holzwarth, Büro für Gestaltung, Stuttgart

Illustrationen
Christine Lackner-Hawighorst, Ittlingen

Wichtiger Hinweis: Wie jede Wissenschaft ist die Medizin ständigen Entwicklungen unterworfen. Forschung und klinische Erfahrung erweitern unsere Erkenntnisse, insbesondere was Behandlung und medikamentöse Therapie anbelangt. Soweit in diesem Werk eine Dosierung oder eine Applikation erwähnt wird, darf der Leser zwar darauf vertrauen, dass Autoren, Herausgeber und Verlag große Sorgfalt darauf verwandt haben, dass diese Angabe **dem_ Wissensstand bei Fertigstellung des Werkes** entspricht.

Für Angaben über Dosierungsanweisungen und Applikationsformen kann vom Verlag jedoch keine Gewähr übernommen werden. **Jeder Benutzer ist angehalten,** durch sorgfältige Prüfung der Beipackzettel der verwendeten Präparate und gegebenenfalls nach Konsultation eines Spezialisten festzustellen, ob die dort gegebene Empfehlung für Dosierungen oder die Beachtung von Kontraindikationen gegenüber der Angabe in diesem Buch abweicht. Eine solche Prüfung ist besonders wichtig bei selten verwendeten Präparaten oder solchen, die neu auf den Markt gebracht worden sind. **Jede Dosierung oder Applikation erfolgt auf eigene Gefahr des Benutzers.** Autoren und Verlag appellieren an jeden Benutzer, ihm etwa auffallende Ungenauigkeiten dem Verlag mitzuteilen.

Mit freundlicher Unterstützung der
Weleda AG, Schwäbisch Gmünd
www.weleda.de

Rüdigerstraße 14
D-70469 Stuttgart
Telefon: +49/0711/8931-0
Unsere Homepage: http://www.thieme.de

Printed in Germany

Umschlaggestaltung: Thieme Verlagsgruppe
Satz: Druckhaus Götz GmbH, Ludwigsburg, gesetzt auf CCS Textline
Druck: Westermann Druck, Zwickau

ISBN 3-13-111912-8 1 2 3 4 5 6

Danksagung

„Die Welt wär' wirklich arm – und wie gäb' es nicht Freunde so wie sie!

Für Eure Müh' an allen Tagen möchten wir Euch Für Eure Hilfe und Unterstützung, Verbesserungsvorschläge, Korrekturlesen, Materialsammlung etc.

DANKE sagen.

Ute Baumgärtner und
Brigitte Best

Nachruf Annegret Sonn

Von Ute Baumgärtner und Brigitte Best

Annegret Sonn war die Gründerin der LINUM-SCHULE (Linum usitatissimum = Lein).

Für uns unfassbar verstarb sie im Juli 2003 im Alter von 53 Jahren.

Sie überließ den 62 von Ihr ausgebildeten Fachfrauen und -männer für Wickel und Auflagen Ihr Wissenserbe.

Nun liegt es an uns, ihr großes Wissen, das sie an uns weitergab, in Gedanken zu halten und es in ihrem Sinne weiterzugeben.

Annegret war immer offen und bestrebt, Pflegestudien und Veränderungen bezüglich dieses Themas voranzutreiben und in dieser 2. Buchauflage wollen wir diesen Anspruch beibehalten und umsetzen.

Sie hatte die Überarbeitung dieser zweiten Auflage begonnen, doch konnte sie sie nicht beenden. So sahen wir es als unsere Pflicht, ihre Arbeit fortzuführen.

Annegret war es ganz wichtig, dass wir alle Anwendungen äußerst präzise und genau nach Anweisung durchführen, um zu gewährleisten, dass Wickel und Auflagen ihre volle Wirkung entfalten können.

Wir hoffen, Ihnen dieses Wissen genauso spannend vermitteln zu können, wie Annegret es in unserer Linum-Ausbildung schaffte.

Wir vermissen sie und sind dankbar, eine so großartig engagierte Frau mit solch umfangreichem Wissen über Heilpflanzen, Kräuter, Wickel und Auflagen und viel praktischer Erfahrung, kennen gelernt zu haben.

Ein großer Verlust!

Die Wickelfachausbildung an der LINUM-SCHULE gibt es seit 1999 und wir, die Fachfrauen und -männer für Wickel und Auflagen, werden versuchen die Ausbildung in ähnlicher Form weiterhin anzubieten.

Information unter :
Wickel-Fachforum-Zentrale
e-mail: elke.heilmann-wagner@web.de
www.wickel.biz

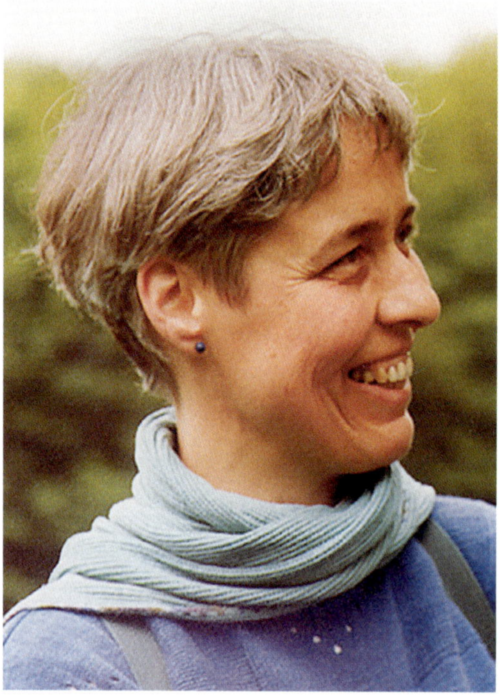

Frau Annegret Sonn war Krankenschwester, Kinderkrankenschwester, Fachschwester für Gemeindekrankenpflege. Sie war Heilpraktikerin und hatte klassische Homöopathie studiert.

In ihrer über 25jährigen Berufspraxis hatte sie sich intensiv mit natürlichen Methoden der Gesundheits- und Krankenpflege beschäftigt. Seit 1988 war sie freiberuflich tätig und durch zahlreiche Seminare und Veröffentlichungen in Zeitschriften den Pflegenden wohlbekannt.

Vorwort

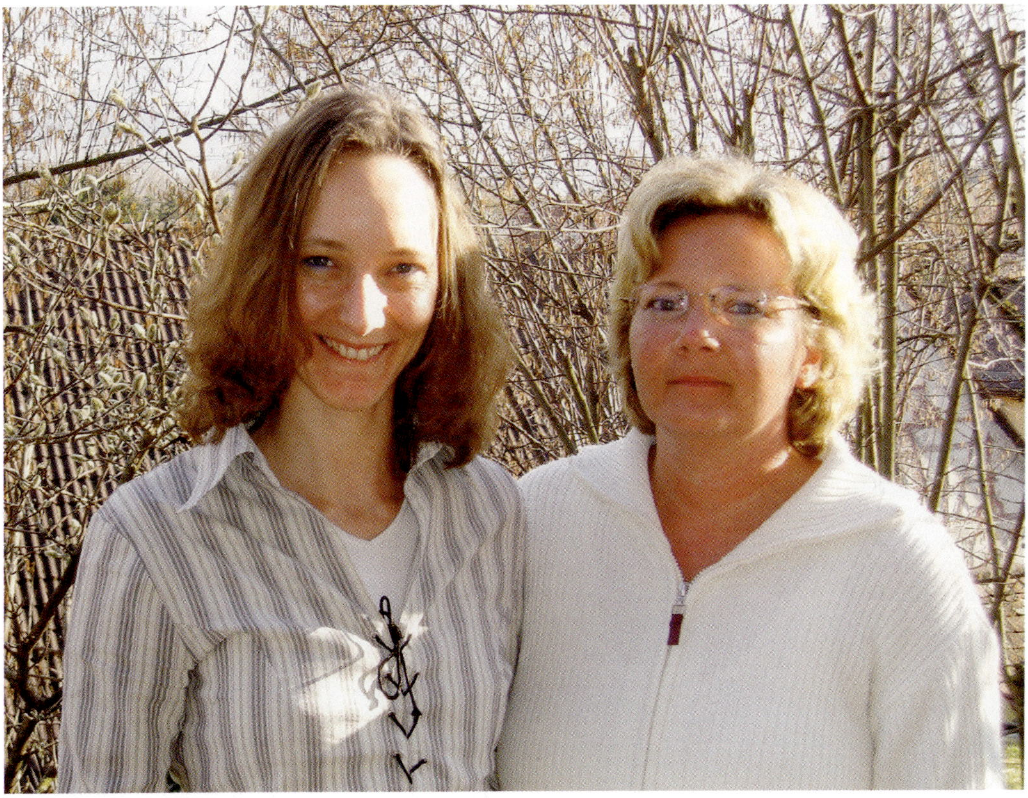

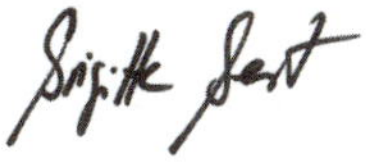

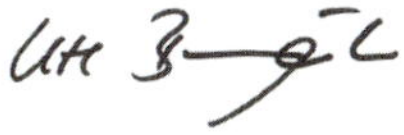

Als Annegret Sonn sich Ende der 60er Jahre in ihrer Kinderkrankenpflege-Ausbildung im Pflegeunterricht Seite für Seite die Wickelanwendungen notierte, die im Stationsalltag auch noch selbstverständlich durchgeführt wurden, ahnte sie nicht, dass viele Jahre später gerade Wickel und Auflagen zu zentralen Themen ihrer Arbeit werden sollten. Im Gegenteil: Damals erschienen ihr diese Methoden eher altmodisch und, gemessen an den modernen medizinischen Fortschritten, nicht mehr zeitgemäß. Als kurz darauf Wickel und Auflagen ganz aus der Pflege verschwanden, vermisste sie diese zunächst nicht.

Doch im Laufe der Jahre erlebte sie in der Pflege immer häufiger die Grenzen und Nebenwirkungen von medikamentösen und medizin-technischen Behandlungsmethoden. Parallel dazu empfand sie es zunehmend als Mangel, dass sie als Pflegefachkraft bei häufig auftretenden Befindlichkeitsstörungen (wie Unruhe, Schlafschwierigkeiten, Verstopfung, Schmerzen usw.) so wenig an eigenen pflegerischen Interventionsmöglichkeiten zur Linderung anzubieten hatte. Auf ihrer Suche stieß sie in der anthroposophisch orientierten Pflege wieder auf jene Methoden, die sie von früher kannte. Sie erlebte, wie wohl sie den Patientinnen taten und wie befriedigend die Arbeit mit Wickeln und Auflagen auch für sie war. Seither ließ sie das Thema Wickel und Auflagen nicht mehr los.

Ihr Anliegen war es, mit diesem Buch aufzuzeigen, dass Wickel und Auflagen keine neuen „alternativen" Pflegemethoden sind, sondern dass sie die Pflege wieder um ein Wissen und Können erweitern, das ursprünglich dazugehörte, aber zwischenzeitlich leider verloren ging.

Solche Methoden sind Teil eines eigenständigen Repertoirs an pflegetherapeutischen Möglichkeiten (in Absprache mit anderen Berufsgruppen im therapeutischen Team) und somit Bestandteil einer professionellen und fachkompetenten Pflege. Dazu gehören jedoch ein umfangreiches Hintergrundwissen (Indikationen, Kontraindikationen, Wirkungsweise usw.), die praktischen Fertigkeiten und der Zugang zu Informationsquellen (Literatur, Bezugsquellen, Vernetzungen), mit deren Hilfe man sich auf einem aktuellen Wissensstand über neue Entwicklungen hält. Dazu soll dieses Buch mit einer Auswahl von solchen Wickeln und Auflagen beitragen, die im Rahmen der Pflege gut zu integrieren sind. Allerdings: einen praktischen Kurs zum Thema Wickel kann es nicht ersetzen, wohl aber effektiv ergänzen. In ihrer Arbeit mit Wickeln und Auflagen hatte sie selbst viel vom Wissen anderer gelernt und fühlte sich diesen gegenüber zu Dank verpflichtet: unsere Vorfahren, die in ihrer Zeit mit solchen, ihnen in ihrem Alltag zur Verfügung stehenden Mitteln Linderung verschafften und Heilung unterstützten – ohne diese Traditionen gäbe es vermutlich heute Wickel und Auflagen in dieser Form nicht. Sie dankte auch all jenen Kolleginnen, die in der professionellen Pflege schon vor Jahrzehnten mit diesen Methoden geschickt arbeiteten, und aus deren Wissen die ersten schriftlichen Grundlagen hervorgegangen sind, sowie den Kolleginnen in der anthroposophischen Pflege, die über die vergangenen Jahrzehnte das Wissen um Wickel erhalten und weiterentwickelt haben und die ihr viele Impulse gaben. Auch Maya Thüler und ihrem Netz von Wickelfachfrauen in der Schweiz verdankte sie viele Anregungen. Dank auch allen, die in den letzten 15 Jahren an einem ihrer Kurse über Wickel teilnahmen und deren Fragen, Ideen und Erfahrungen sie bereicherten und auf dem Boden der Pflege-Realität hielten, sowie der Verfasser verschiedener Pflegefacharbeiten zum Thema Wickel. Annegret dankte auch all den Kolleginnen aus speziellen pflegerischen Fachgebieten sowie Rechtsanwalt Böhm, die sie mit ihrem Fachwissen beraten haben.

Wir, die Fachfrauen und Fachmänner für Wickel und Auflagen, die Annegret Sonn ausbildete, versuchten in dieser 2. Auflage alle Neuerungen zu erfassen. Beim Thema der Ölkompressenanwendungen bei Kindern haben wir jedoch sehr wenig Erfahrungsberichte oder Studien vorliegen. Wir empfehlen jedoch Ölkompressen mit ätherischen Ölen bei Kindern unter 3 Jahren eher zu meiden oder sehr niedrig dosierte Öle zu verwenden und im Zweifelsfalle bezüglich Dosierung fachlichen Rat einzuholen.

Wir wünschen allen Leserinnen Freude und Erfolg beim Entdecken und Anwenden der Wickel!

Im Sommer 2004

Ute Baumgärtner
Brigitte Best

Inhaltsverzeichnis

Zunächst zur Sprache: Es ist in der deutschen Sprache leider nicht möglich, eine Form zu wählen, in der sich Frauen und Männer gleichermaßen angesprochen fühlen können. Üblicherweise sind es die Leserinnen, die sich als „Kollege“ oder „Patient“ usw. mitgemeint fühlen müssen und darin auch im Laufe ihres Lebens eine beachtliche Anpassungsfähigkeit entwickelt haben. Was mich dazu bewogen hat, in diesem Buch durchgängig im Personenbezug die weibliche Form zu wählen, ist zum einen die Tatsache, dass ein Großteil der Pflegenden Frauen sind und somit vermutlich auch Frauen als Leserinnen die Mehrzahl sein werden; zum anderen traue ich Männern einfach dieselbe Anpassungsfähigkeit zu, sich mitgemeint und angesprochen zu fühlen, wie es sonst für Frauen selbstverständlich angenommen wird.

I Grundlagen zu Wickeln und Auflagen

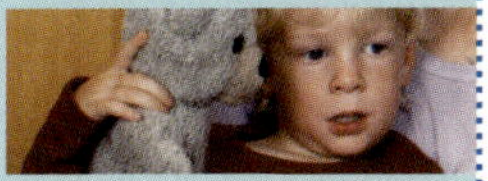

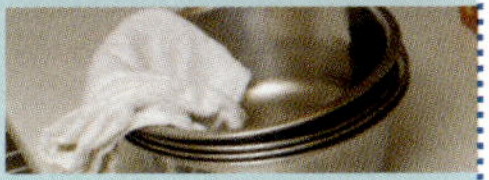

1 Geschichtlicher Hintergrund und Grundsätzliches zu Wickeln und Auflagen

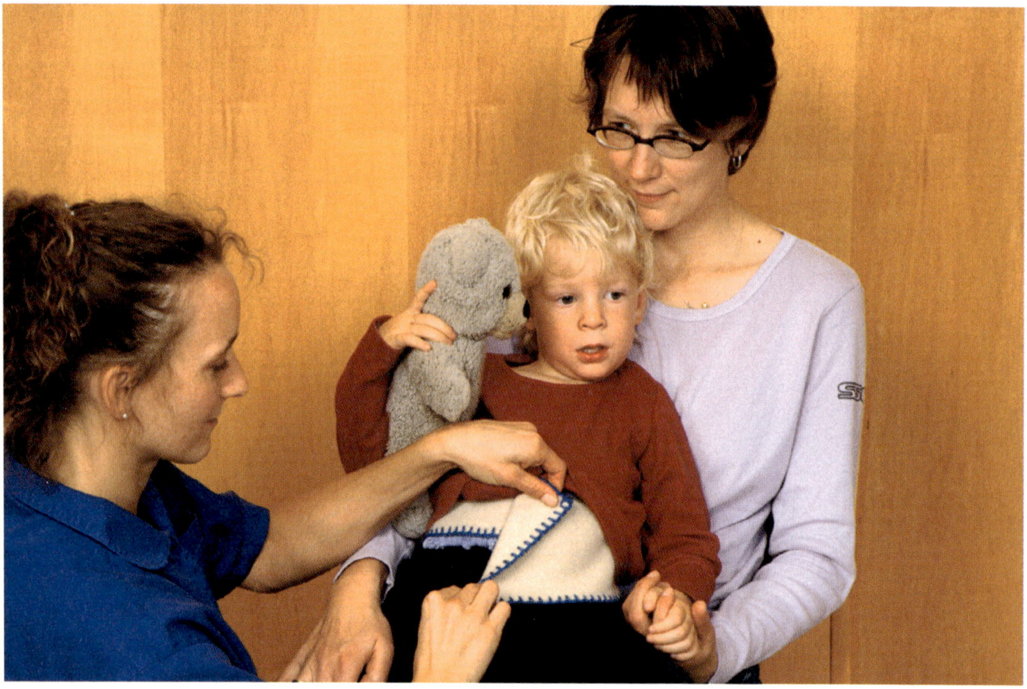

1.1 Wickel-Anwendungen/äußere Anwendungen in der Geschichte der (Natur-) Heilkunde

Genaueres über die Anwendung von Wickeln ist erst von den vergangenen 2–3 Jahrhunderten überliefert, davor sind Spuren nur im Rahmen der Überlieferungen über Wasser- oder Kräuterheilkunde zu finden bzw. zu vermuten. Es ist wie ein Puzzle, das sich aus einzelnen Bildteilchen zusammensetzt – mit Lücken. Belegbar ist die Geschichte erst ab der Zeit, als die Menschheit ihr Wissen/ihre Erfahrungen darüber schriftlich weitergeben konnten – bis dahin war es eine mündliche Überlieferung. Schreibkundige (und –freudige) waren durch die ganze Geschichte vorwiegend Männer, die sich damit auch ihre Denkmäler setzten (**Abb. 1.1**). In manchen Kulturen/in gewissen Epochen war Frauen das Schreiben sogar verboten.

Praktiziert und weiter überliefert von Generation zu Generation wurde Heilkunde/Geburtshilfe im menschlichen Alltag vor allem von Frauen, die sich damit nicht als „große Namen“ den nachfolgenden Generationen einprägten, aber sehr wohl das Überleben der Menschheit ermöglichten. In allen Kulturen gab es Volksheilkundige

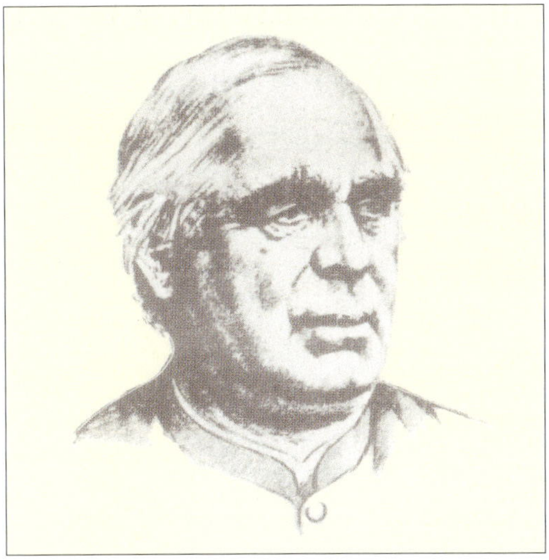

Abb. 1.1 ▪ **Sebastian Kneipp.** Er begründete im 19 Jahrhundert die 5 Säulen der Kneipp-Therapie (Hydrotherapie, Phytotherapie, Bewegungstherapie, Ernährungstherapie, Ordnungstherapie), zu der im Rahmen der Hydrotherapie auch die Wickel-Anwendungen zählen.

(Kräuterfrauen, Hebammen, Schäferinnen, Töpferinnen) und Schamaninnen, die besondere Methoden für bestimmte und schwerere Erkrankungen wussten.

In **Tab. 1.1** sind dokumentierte Spuren der Anwendungen von Wickel und Auflagen in der Geschichte zusammengefasst.

Tab. 1.1 **Dokumentierte, überlieferte Spuren der Anwendungen von Wickel und Auflagen in der Geschichte**

Zeit	Überlieferung
ca. 4500 v. Chr.	erste Hinweise, dass Schwitzbäder in Erdlöchern, Höhlen oder Zelten genommen wurden
ca. 2000 v. Chr.	Indien und am Euphrat: großzügige Badeanlagen entstanden
ca. 1500 v. Chr.	Ägypten: Heißer Nilschlamm wurde zu Packungen verwendet Griechenland: In den minoischen Palästen auf Kreta wurden Badewannen genutzt, Ähnliches fand sich auf dem griechischen Festland
ca. 700 – 400 v. Chr.	Kleinasien: ▪ Thales von Milet (Wasser = Urstoff aller Dinge) ▪ Anaximander/Schüler von Milet (Polaritäten feucht – trocken sowie warm - kalt) ▪ Pythagoras (bevorzugte Wärme – Kälte als Heilmittel)
ca. 500 – 400 v. Chr.	Hippokrates (hippokratische Schriftensammlung mit der Lehre der Humoralpathologie [Bäder] und Hydrotherapie) beschrieb eingehend Wärme- und Wasserwirkungen, z. B. Anwendungen mit Salz, von Dampf, heißen Umschlägen und Kataplasmen
1000 v. Chr. bis ca. 3. Jh.	Römische Geschichte: ▪ altrömische Medizin kannte als Allheilmittel z. B. den Kohl (davon schrieb M.P. Cato in seinem De re rustica) ▪ ab ca. 200 v. Chr. erste Badehäuser/Thermen (für bis zu 2300 Besucher!), die eher als Badevergnügen genutzt wurden ▪ Plinius berichtete über die Nutzung heißer Quellschlamme, schon Galen befasste sich mit der Wirkung heißer Schlammpackungen bei chronisch-entzündlichen Veränderungen
6.- 7. Jh.	Byzantinische Ärzte: Arbeiteten viel mit Wasseranwendungen und Salbungen
8. Jh.	Abendländische Klostermedizin: ▪ klösterliche Baderäume zunächst ausschließlich für Geistliche (Beispiel Kloster St. Gallen) ▪ als Maßnahme der Buße gab es ein Badeverbot, ebenso in Fastenzeiten und an Festtagen Germanische Vorfahren: Kannten kalte Fußbäder (in römischen Schriften überliefert)
12.- 14. Jh.	Arabien: übernahmen die Tradition des römischen Badewesens

Fortsetzung →

Tab. 1.1 Fortsetzung

1493–1541	Paracelsus (Theophrastus Bombastus v. Hohenheim): ▪ verwirft die Humoralpathologie ▪ lehrte erstmals in deutscher Sprache (davor Latein), ▪ arbeitete u. a. mit Bädern und mit Heilpflanzen („die Dosis macht's, ob ein Mittel Heilmittel oder Gift ist")
1350–1600	Renaissance: ▪ Aufleben der (ursprünglich römischen) Tradition von Badevergnügen und -kuren (bewahrt durch manche Klöster wie Benediktiner), hauptsächlich Warmbäder ▪ Wandlung von Vergnügungsbad in Heilbad
ab 1600	Entwicklung erster Bade(-kur)orte mit den Hauptelementen Badestuben, Luftbäder, Diätetik, Wassertrinkkur
1696–1773	Johann Siegmund Hahn (Vater) und J. S .Hahn (Sohn), auch „Wasser-Hähne" genannt: ▪ empfehlen feuchte Umschläge usw. bei reduziertem Kräftezustand, der ein Wasserbad nicht zulasse ▪ die Schriften von J.S. Hahn (jun.) waren wohl auch für Prießnitz und Kneipp ein wichtiger Anstoß für ihre eigenen Erkenntnisse und Heilverfahren
18. Jh.	die Medizin war überfrachtet mit Chemismus und Mechanismus – gebräuchliche Heilmethoden sind Purgationen, Blasen ziehen, Intoxikationen durch Quecksilbersalben in der Behandlung von Syphilis usw. und provozierten geradezu eine Gegenbewegung
19. Jh.	vor dem Zeitgeist von Revolution und Romantik entstand allmählich die Naturheilbewegung (Abwenden von der Wissenschaft, Hinwenden zur Natur)
1799–1851	Vinzenz Prießnitz: ▪ war eigentlich Bauer und gründete seine Verfahren auf eigene Naturbeobachtungen ▪ er nannte bereits 56 verschiedene Anwendungsformen des (kalten) Wassers, davon 18 Wickelanwendungen, bis heute werden Kaltwasser-Wickel noch als Prießnitz-Wickel bezeichnet ▪ er gründete im schlesischen Gräfenberg 1823 eine Kaltwasser-Heilanstalt, in der er 1839 bis zu 1700 Kranke jährlich behandelte
1800–1856	Johannes Schroth: War ursprünglich Fuhrmann und entwickelte die noch heute angewendeten Schroth-Kuren, die auf dem Prinzip von feuchten Schwitzpackungen in Verbindung mit einer gezielten Ernährungstherapie beruhen, um eine allgemeine Umstimmung und Entschlackung des Organismus zu bewirken
1821–1897	Sebastian Kneipp **(s. Abb. 1.1):** ▪ der „Leib- und Seelsorger" – begründete die 5 Säulen der (Kneipp-)Therapie (Ordnungstherapie, Ernährungstherapie, Bewegungstherapie, Hydrotherapie und Phytotherapie) ▪ Wickelanwendungen sind ein Teil der Hydrotherapie, seine Methoden wurden schließlich auch von der (Schul-)Medizin mehr oder weniger anerkannt, es begann eine erste wissenschaftliche Aufarbeitung der Hydrotherapie
1856–1926	Dr. Emanuel Felke: Der „Lehmpastor" betrieb ein Kur-Sanatorium („Jungborn"), wo (Lehm-)Packungen, Umschläge, Güsse, Massagen usw. zum Therapieprogramm gehörten
1959–1936	Adolf Just: ▪ war gelernter Buchhändler; aufgrund der eigenen chronischen Erkrankung beschäftige er sich intensiv mit Naturheilweisen und stieß so auf die Verwendung von Heilerde ▪ 1896 veröffentlichte er einen Gesundheitsratgeber und gründete im Harz ein Kur-Sanatorium ▪ 1918 gründete er dann den Luvos-Heilerde-Vertrieb
Anfang 20 Jh.	▪ vor dem Hintergrund von sozialen Konflikten/Armut und schlechten Wohnbedingungen in Mietskasernen in Großstädten usw., entstand die Lebensreformbewegung ▪ in der NS-Zeit entstanden Volksheilverbände, die damit ihr abartiges arisches Gedankengut unter das Volk zu bringen versuchten

1.2 Wickel-Anwendungen in der Pflege

Bis Anfang der 70er Jahre waren sie normaler Bestandteil der Pflege, dann verschwanden sie („veraltet") fast vollständig – außer in der anthroposophisch orientierten Pflege und im Rahmen Kneipp'scher Therapien.

Mitte der 80er Jahre begann die langsame Wiederentdeckung, jetzt unter der Bezeichnung „Alternative Pflegemethode".

Erst 1999 wurde erstmals eine Ausbildung zur Fachfrau/zum Fachmann für Wickelanwendungen angeboten (in Deutschland durch LINUM – Schule für naturheilkundliche Methoden der Gesundheits- und Krankenpflege, ab November 2002 in der Schweiz durch Madeleine Ducommun-Capponi und Vreni Brumm).

Im Juli 2001 trafen sich zum ersten Mal Wickelfachfrauen aus Österreich, der Schweiz und Deutschland zu einem Dreiländer-Fachaustausch, woraus ein jährliches Treffen entstand. Die Gruppe hat sich u.a. vorgenommen, Qualitätskriterien für die Durchführung von Wickel-Anwendungen zu erstellen, ein hohes Niveau von Aus- und Fortbildung zu ermöglichen und für eine bessere internationale Vernetzung der Wickelfachleute zu arbeiten.

1.3 Grundsätzliches zu Wickeln und Auflagen

Der Begriff „Wickeln" ist für viele zunächst mit der Vorstellung von Säuglingen und Windeln verbunden, was immer wieder zu komischen Missverständnissen führt. Häufig wird „Wickel" einfach umgangssprachlich als Kurzbegriff verwendet, wenn entsprechende auf die Haut aufgelegte Anwendungen gemeint sind. Wer jedoch professionell mit solchen Anwendungen arbeitet, sollte sie differenzierter benennen können, so dass alle, die damit zu tun haben, die Begriffe verstehen und wissen, welche Anwendungen genau gemeint sind.

Wenn es um die Frage geht, ob Wickel und Auflagen auch tatsächlich wirken, gerät man immer wieder in einen Begründungszwang, der sich leider oft zu sehr um Wirkstoffnachweise dreht. Bei der Wirkung von Wickeln und Auflagen muss man jedoch davon ausgehen, dass verschiedene Faktoren zusammenspielen.

Dass Wickel und Auflagen ihre Grenzen und Gefahren haben, müssen die, die damit professionell arbeiten, wissen und die entsprechenden Vorüberlegungen und Vorsichtsmaßnahmen kennen. Jeder Wickel, der an Patientinnen angewendet wird, sollte zuvor schon einmal selbst erfahren worden sein.

1.3.1 Definitionen

Wenn man sich mit Wickeln und Auflagen beschäftigt, begegnet man verschiedenen Begriffen, die für die einzelnen Anwendungen benutzt werden.

Wickel. Zirkuläres Anlegen eines oder mehrerer Tücher um den ganzen Körper (Ganzkörperwickel) oder einen Körperteil (Teilwickel); das innerste Tuch besteht aus 4–6 Stofflagen und ist meist mit einer entsprechenden Flüssigkeit getränkt oder einer Substanz bestrichen.

Auflage, Kompresse oder Umschlag. Das Innentuch ist auf eine bestimmte Körperpartie begrenzt (z.B. Bauch, Brust oder Rücken). Auflagen, Umschläge oder Kompressen werden jedoch meist zirkulär mit einem Außentuch um den ganzen Körper oder einen Körperteil festgewickelt. Einige Fachleute unterscheiden zwischen Auflagen und Kompressen auch noch in Bezug auf deren Größe: Auflagen bedecken etwas größere Flächen (z.B. Bauchauflage oder Nierenauflage), während Kompressen nur kleine Flächen bedecken (z.B. Augenkompressen, Ohrenkompressen oder Herzkompressen).

Packung. Mindestens die Hälfte des Körpers ist von mehreren Tuchschichten eingehüllt (z.B. Ganzkörper-Schwitzpackung, Moorpackung).

Kataplasma. Dies sind Brei- oder Pastenumschläge aus Pflanzenpulver oder -samen (z.B. Leinsamen, Bockshornkleesamen).

Peloid. Dies ist ein Brei- oder Pastenumschlag aus Moor, Lehm oder Schlamm (z.B. Heilerde, Fango).

Prießnitzwickel. Dieser bezeichnet einen Ganz- oder Teilwickel mit kaltem Wasser.

Kneipp-Wickel. Dies sind Wickel mit heißem oder kaltem Wasser, mit und ohne Zusätze. Diese Wickel werden typischerweise in 3 Tuchschichten (Leinen, Flanell, Wolle) angelegt.

1.3.2 Sinn, Zweck und Wirkung von Wickeln und Auflagen

Die Wirkung von Wickeln und Auflagen beruht immer auf einem Zusammenspiel mehrerer Faktoren und lässt sich weder nur mit der physikalischen Wärme-Kälte-Einwirkung noch mit der arzneilichen Wirkung eines Zusatzes erklären. Auch die psychische Komponente alleine („man muss eben dran glauben") wäre eine gar zu verkürzte und einseitige Erklärung. An dem komplexen Geschehen beteiligt sind:

- Die physikalische Wirkung von Wärme oder Kälte, die die Durchblutung in der Haut beeinflusst (meist anregend), dadurch das Stoffwechselgeschehen in einer bestimmten Körperregion verbessert und über

spinale Nervenbahnen reflektorisch auch innere Organe zu beeinflussen vermag.
- Der Anreiz zur Ableitung eines Staus, einer Spannung o.ä. über periphere Reize (z.B. Fußsohlenauflage bei Kopfschmerzen).
- Die spezifische Wirkung von verschiedenen Zusätzen (Wirkstoffe von Heilkräutern, ätherische Öle, Essenzen, Lehm usw.).
- Die Zuwendung, Nähe, Berührung, mit der das Anlegen eines Wickels zwangsläufig verbunden ist, was vielen erkrankten Menschen ein Wohlgefühl, Entspannung, das Gefühl von Vertrauen („es wird etwas getan") und Geborgenheit vermittelt.
- Das Zur-Ruhe-Kommen, das zwangsläufig mit einem angelegten Wickel oder einer Auflage verbunden ist.
- Die Selbstheilungskräfte und -vorgänge im Körper, die durch Wickel und Auflagen in ihren natürlichen Reaktionen unterstützt werden (z.B. die lösende, verflüssigende und ausscheidungsunterstützende Wirkung der Zwiebel).
- Die Stärkung anfälliger Organe und deren Funktionen, die mit Hilfe von Wickeln und Auflagen ermöglicht wird, so dass die Organe nicht mehr so häufig erkranken (z.B. prohylaktische Blasenkompresse bei rezidivierenden Blasenentzündungen).
- Die Auseinandersetzung mit dem eigenen erkrankten Körper(teil), mit Schmerzen, Missempfindungen und Einschränkungen. Das Anlegen eines Wickels oder einer Auflage lenkt ja geradezu die ganze Aufmerksamkeit auf diesen Teil, führt dabei meist auch zu Linderung und – vielleicht wieder zum ersten Mal nach langer Zeit – zu einem Wohlgefühl. So können Wickel und Auflagen langfristig einen anderen, eigenverantwortlicheren Umgang mit dem eigenen Körper und seinen Schwachpunkten bewirken.

1.3.3 Grenzen und Gefahren im Umgang mit Wickeln und Auflagen

Methoden aus dem Erfahrungsschatz der Hausmittel und Naturheilkunde werden irrtümlicherweise oft als ungefährlich und nebenwirkungsfrei eingestuft und entsprechend locker und sorglos eingesetzt. Der Umgang mit Wickeln und Auflagen sollte jedoch mit großer Sorgfalt geschehen. Insbesondere in der professionellen Pflege sollte sich die Pflegende ihrer Verantwortung im Umgang mit diesen Anwendungen bewusst sein und in jeder individuellen Pflegesituation die sich anbietenden Möglichkeiten vor dem Hintergrund des Krankheitsbildes, der Befindlichkeit der erkrankten Person und ihres eigenen Fachwissens abwägen. Dabei sollte Folgendes bedacht werden:
- Eine unsachgemäße Handhabung von Wickeln und Auflagen kann durchaus schaden (z.B. Verbrühen, unerwünschtes Auskühlen, allergische Reaktion auf [überdosierte] Zusätze).
- Eine notwendige ärztliche/naturheilkundliche Behandlung darf bei schwereren Krankheitsbildern nicht durch den Versuch verschleppt werden, etwas ausschließlich mit Wickeln und Auflagen kurieren zu wollen.
- Bestimmte Anwendungen können bei entsprechenden Krankheitsbildern oder bei bestimmten naturheilkundlichen Behandlungen (z.B. klassische Homöopathie) kontraindiziert sein. Dies muss mit der behandelnden Therapeutin zuvor abgeklärt werden.
- Es sollte nicht mehr als eine, höchstens zwei verschiedene Anwendungen für eine Person gewählt werden. Diese sollte über mehrere Tage angewendet werden (ausgenommen Akutsituationen, bei denen mit wenigen Anwendungen das Übel bereits behoben ist).
- Ein sprunghaftes Herumprobieren, das Kombinieren und Häufen verschiedener Methoden sollte vermieden werden, denn: Weniger bringt mehr! Der Körper wird sonst durch zu viele Reize und Anstöße überfordert.

Alle, die mit Wickeln und Auflagen arbeiten, sei es im persönlichen, familiären oder im professionellen Umfeld, sollten nicht einfach drauflos experimentieren, sondern sich von qualifizierten und erfahrenen Personen anleiten und fortbilden lassen und möglichst einen kritischen Erfahrungsaustausch zu diesen Maßnahmen mit Anderen sollte gepflegt werden. Es ist z.B. sinnvoll, innerhalb eines professionellen Pflegeteams die Verantwortung und Qualitätskontrolle in Bezug auf Wickelanwendungen speziell an eine oder zwei Mitarbeiterinnen zu delegieren. Diese tragen dann auch Sorge dafür, dass neue Aspekte und Entwicklungen in die Praxis einfließen, denn das Wissen und die Erfahrungen mit Wickeln und Auflagen entwickeln sich ständig weiter.

1.3.4 Besonderheiten und Regeln für Wickel und Auflagen bei Kindern

Für alle Anwendungen gilt im Vergleich zu Erwachsenen:
- weniger heiß,
- schwächer dosierte Zusätze,
- grundsätzlich mildere Zusätze,
- weniger eng an- bzw. einwickeln,
- noch mehr Zuwendung/Nähe vermitteln,
- auf gute periphere Durchwärmung achten (Hände, Füße), aber Wärmestau vermeiden.

Die Besonderheiten bei Kindern zu den verschiedenen Anwendungen sind den jeweiligen Kapiteln zugeordnet.

M *Wichtiger Hinweis für Eltern: Nötige fachkundige Behandlung nicht verschleppen und das Kind sorgfältig auf Reaktionen beobachten, da es vieles noch nicht verbalisieren kann.*

2 Allgemeine praktische Tipps

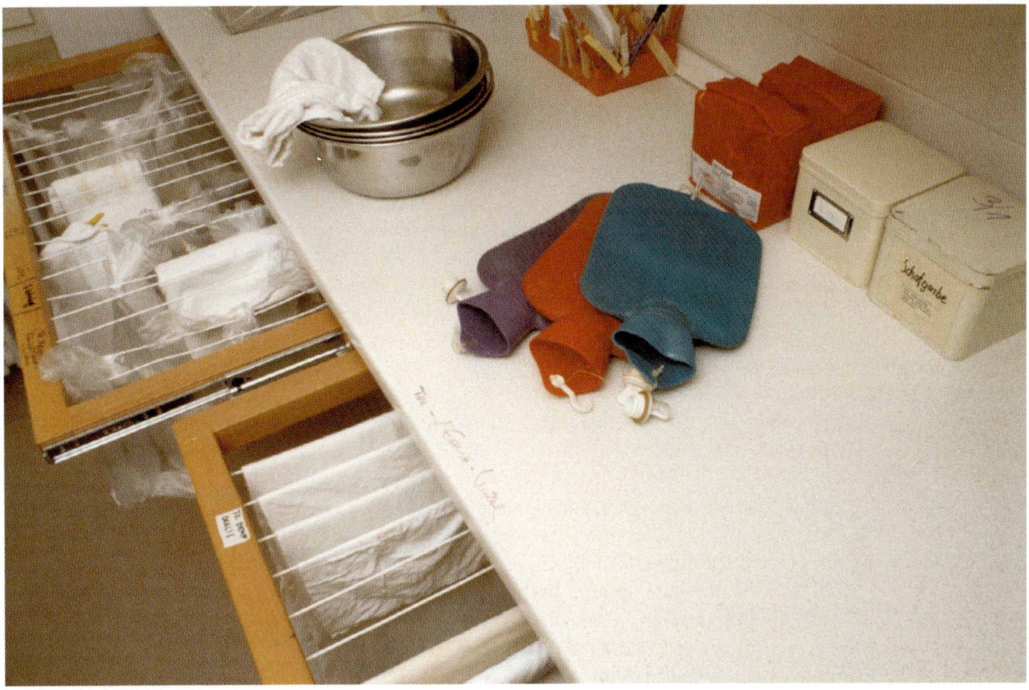

Kleinigkeiten, praktische Tricks und Kniffe entscheiden darüber, ob Wickel und Auflagen zum gewünschten Erfolg führen, ob sie im Pflegealltag realisierbar sind und ob das Arbeiten mit solchen Methoden Spaß macht und Erfolgserlebnisse beschert.

Grundlegend und wichtig sind dabei:

- die Auswahl des geeigneten Materials (Tücher, Zutaten usw.), vor allem unter dem Gesichtspunkt der spontanen Verfügbarkeit zu jeder Tages- und Nachtzeit,
- hygienische Gesichtspunkte,
- das Wissen, welches Material sich besser für den stationären und welches sich besser für den häuslichen Bereich eignet.

2.1 Allgemeine Grundsätze und Grundregeln

Gewisse allgemeine Grundsätze und Grundregeln gelten für die Durchführung aller Wickel und Auflagen. Dazu gehören:

- Absprachen bzw. Verordnungen durch andere Berufsgruppen im therapeutischen Team (z. B. Ärzte, Physiotherapie, Ergotherapie usw.) treffen,
- die Anwendung praktisch vor- und nachbereiten,
- erforderlichen Zeitaufwand abschätzen,
- die Bedingungen der Umgebung berücksichtigen,
- wohltuende Atmosphäre schaffen,
- Zutaten und Material korrekt entsorgen.

Die Einführung neuer Pflegemethoden in den Stationsalltag ist zunächst immer (zeit-)aufwändig, nicht zuletzt weil sich erst mit der Erfahrung auch die nötige Routine und Geschicklichkeit einstellen. Jedoch können Erfahrungen, die andere bereits gemacht haben, Anfängern den Einstieg in das Anwenden von Wickeln und Auflagen erleichtern und eigene Fehler vermeiden helfen. Dazu gehören auch Tipps zur Wahl relativ einfacher und Erfolg versprechender Methoden, wie man Prioritäten setzt und es vermeidet, dass plötzlich alle Patientinnen auch in den Genuss einer Wickel-Anwendung kommen wollen, oder wie man Kolleginnen positiv stimmen und zum Mitmachen motivieren kann.

2.2 Das benötigte Material

Dass zur Anwendung von Wickeln und Auflagen eine eigens dafür angeschaffte Materialausstattung gehört, stimmt so nicht. Wickel und Auflagen haben – insbesondere in der professionellen Pflege – nur eine Chance angewendet zu werden, wenn das Material auch dann zur Verfügung steht, wenn es unvorhergesehenen benötigt wird – z. B. im Nachtdienst, wenn eine Person nicht schlafen kann und man statt Schlafmedikamenten lieber eine Wickelanwendung anbieten möchte.

2.2.1 Wickeltücher – rasch bei der Hand

Man kann mit den Dingen, die auf jeder Station (oder in der ambulanten Pflege in jedem Haushalt) zur Verfügung stehen, gut arbeiten: Geschirrtücher, evtl. auch Babymullwindeln, Frottiertücher (normale Größe, Bade- oder Duschtücher), Stecklaken, 1 oder 2 Gummiwärmflaschen und ein paar Mullkompressen (**Abb. 2.1**). In Einrichtungen, in denen naturheilkundliche und physikalische Verfahren schon zum Konzept des Hauses gehören, können sogar richtige Wickeltuch-Sets zur Verfügung stehen.

Insbesondere in Bereichen, in denen Patientinnen für etwas längere Zeit aufgenommen sind, bitten Kolleginnen die Angehörigen, eventuell den breiten Wollschal oder die alte Stola von zu Hause mitzubringen. So wird die Anwendung auch beim stationären Aufenthalt schon mit den vertrauten, eigenen Gegenständen durchgeführt und von der Person nach ihrer Entlassung auch zu Hause weiter angewendet. In Seminaren über Wickel und Auflagen für Elterngruppen entstand die Idee, einen Korb (Köfferchen, Karton) mit Wickeltüchern zusammenzustellen (sozusagen eine kleine Wickel-Notfallapotheke), so dass die nötigen Tücher und Utensilien im Bedarfsfall rasch greifbar sind. Wenn ein Familienmitglied Fieber, Bauchschmerzen oder Ohrenschmerzen hat, fängt dann nicht erst die große Materialsuche an.

Welche Fasern für welche Tücher?

Für die verschiedenen Tücher werden folgende Fasern verwendet:

- **Innentuch:** pflanzliche Naturfasern wie Baumwolle oder Leinen (Viskose ist nicht geeignet),
- **Außentuch:** Wolle oder dickes Molton (für Personen, die keine Wolle vertragen oder im stationären Bereich aufgrund der besonderen Hygieneanforderungen),
- **Zwischentuch:** Baumwolle.

M *Grundsätzlich gilt: für Wickel und Auflagen keine synthetischen Gewebe, Inkontinenzunterlagen, Gummis, Folien usw. benützen, weil sie einen Wärmestau verursachen.*

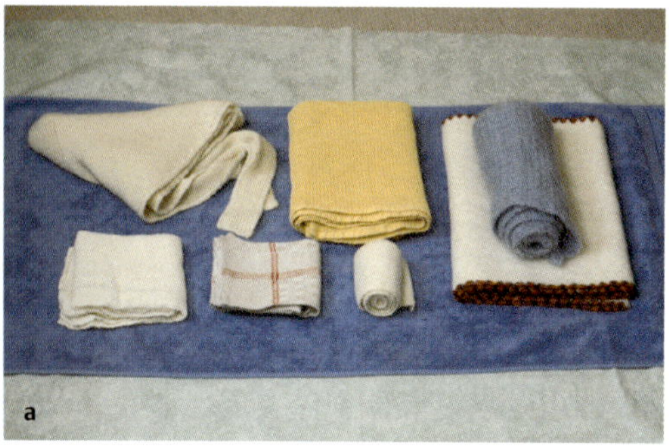
a

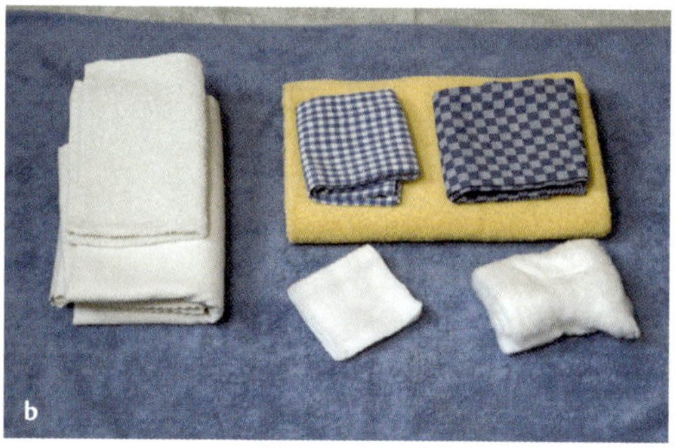
b

Abb. 2.1 ▪ **Material. a** Material für die ambulante Anwendung von Wickeln und Auflagen, **b** Material für die Anwendung von Wickeln und Auflagen im Krankenhaus.

Seide. Seide in ihren verschiedenen Qualitäten (Rohseide, Bouretteseide, feine Seidentücher usw.) eignet sich ebenfalls gut sowohl für Innentücher (eher dünnere Gewebe) als auch Außentücher (eher stärkere Gewebe oder Seidenstrickstoffe). Jedoch ist ihre Verfügbarkeit wohl auf den häuslichen Bereich begrenzt und weniger realistisch für den stationären.

Innentücher

Stoffe. Es eignen sich:

- Baby-Mullwindeln für Auflagen im Nacken, auf Brust, Rücken, Bauch oder für Wadenwickel,
- Geschirrtücher für alle Arten von Auflagen,
- alte Bettlaken (bei Bedarf entsprechende Stücke abreißen oder -schneiden) sind besonders geeignet als Wickeltücher für Kinder oder auch als lange Tücher für zirkuläre Wickel bei Erwachsenen,
- alte Stofftaschentücher für Quark- oder Zwiebelauflagen, Kamillensäckchen, Meerrettichauflagen, verschiedene Halswickel,
- Stoffsäckchen ca. 20 × 30 cm groß, aus dünnem Baumwoll-/Batiststoff eignen sich als Kamillen- oder Heublumensäckchen,
- alte (Baumwoll-)Kniestrümpfe (Fußteil abschneiden, Kante befestigen) eignen sich für Wadenwickel bei „zappeligen“ Kindern oder unruhigen Personen.

M *Frottiertücher sind als Innentuch nicht geeignet, da sie zu dick sind und es darunter zu heiß wird.*

Maße - Erwachsene. Die Innentücher haben bei Erwachsenen folgende Maße:

- zirkuläres Brust- oder Leibwickeltuch: 35 × 140 cm, je nach Stärke des Stoffes mindestens dreilagig (dreifache Breite zuschneiden).
- Tuch für Brust- oder Bauchauflage: mehrfach gefaltete Mullwindel oder Geschirrtuch (die Wärmewirkung ist besser, wenn eher mehrere Tuchlagen und kleinere Fläche als umgekehrt).

Maße – Kinder. Ein zirkuläres Brust- oder Leibwickeltuch hat folgende Maße:

- Breite: Maß von Taille bis unter die Arme (Tuch möglichst 3fach),
- Länge: 1,5 x Brust- oder Bauchumfang.

Außentücher

Stoffe. Es eignen sich:

- Wollaußentuch für Brust- und Leibwickel oder -auflagen (auch als Unterlage bzw. Nässeschutz z. B. bei Wadenwickeln geeignet),
- gestrickter Wollschal bei Halswickel oder Wickel um Gelenke, für Brust- und Leibwickel bei Kindern, zur Befestigung einer Ohrenauflage,
- Woll-Dreieckstücher besonders für Anwendungen im Schulter-/Nackenbereich,
- alte Wollmütze (möglichst zum Binden) oder Stirnband zur Befestigung von Ohrenauflagen,
- etwas Rohwolle oder Baumwollwatte für Ölkompressen, für Brustwickel bei kleinen Säuglingen oder für Ohrenauflagen, Stirn- und Kieferhöhlen-Anwendungen,
- abgetragene Wollpullover oder -unterwäsche (Rumpfteil, Ärmel, Rollkragen usw. abgetrennt) dienen als Außenwickel für Brust- und Bauchanwendungen, Gelenkwickel sowie als Stirnbandersatz bei Ohrenauflagen,
- Dusch- oder Badetuch auf entsprechende Breite gefaltet dient als Leib- oder Brustwickel-Außentuch (sollten 1 – 2 handbreit überlappen),
- Stecklaken („Durchzieher“) – im stationären Bereich verwendbar als Außentuch, mindestens doppelt gelegt (längs) auf die gewünschte Breite für Leib- und Brustwickel; zum besseren Warmhalten bei Bauchauflagen in Kombination mit Gummiwärmflasche verwendbar.

Maße. Zugrundegelegt werden die Maße für das Innentuch. An den Längskanten soll das Außentuch das Innentuch um mindestens 2,5 cm überragen. Die Länge sollte mindestens das 1,5-fache des Körperumfangs betragen. Zirkulärer Brust- bzw. Leibwickel für Erwachsene: 40 × 140 cm.

P *Dreieckstücher selbst stricken: Beginnend mit 15 Maschen (gerippt oder Perlmuster) zunächst ein gerades Band für 15 – 20 cm stricken. Dann an einer Kante jede 3. Reihe 2 Maschen zunehmen, bis eine Breite von ca. 70 cm erreicht ist. Dann ebenso wieder abnehmen, bis 15 Maschen erreicht sind und nochmals 15 – 20 cm ein gerades Band stricken wie am Anfang. So kann das Dreiecks-Schultertuch mit den Bändern vorne über der Brust überkreuzt und an der Taille nach hinten geführt und gebunden werden.*

Zwischentücher

Stoffe. Sie sind bei einigen Wickeln nötig, um z. B. ein Verfärben des (Woll-)Außentuchs durch bestimmte Substanzen (z. B. Heublumen) zu verhindern. Geeignet

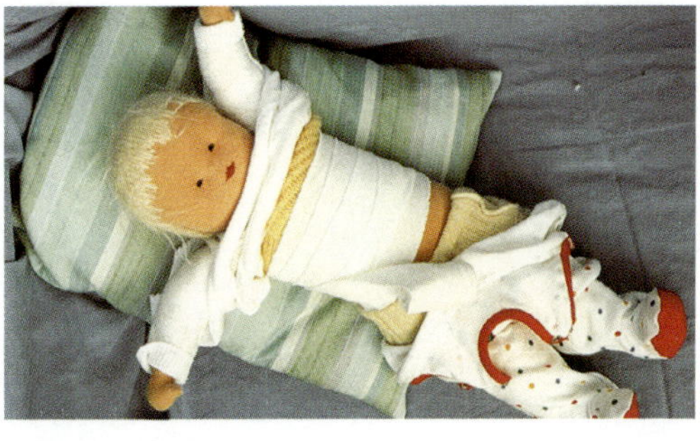

Abb. 2.2 ▪ **Befestigung.** Elastische Binden oder Nabelbinden können zur Befestigung von Wickeln bei Säuglingen und Kleinkindern dienen.

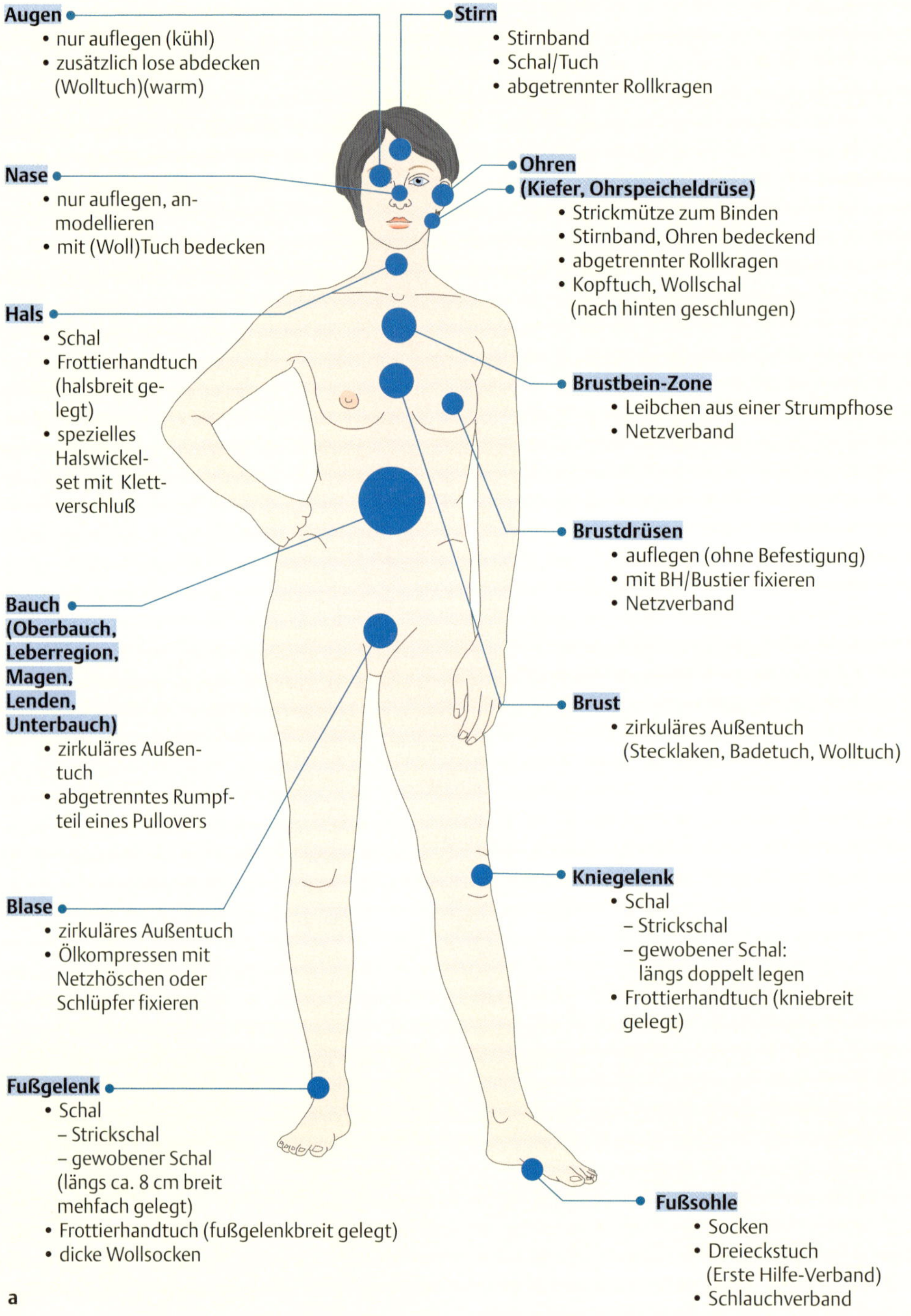

Abb. 2.3 ▪ **Befestigungsmöglichkeiten auf einen Blick. a** Befestigungsmöglichkeiten bei Erwachsenen auf der Vorderseite.

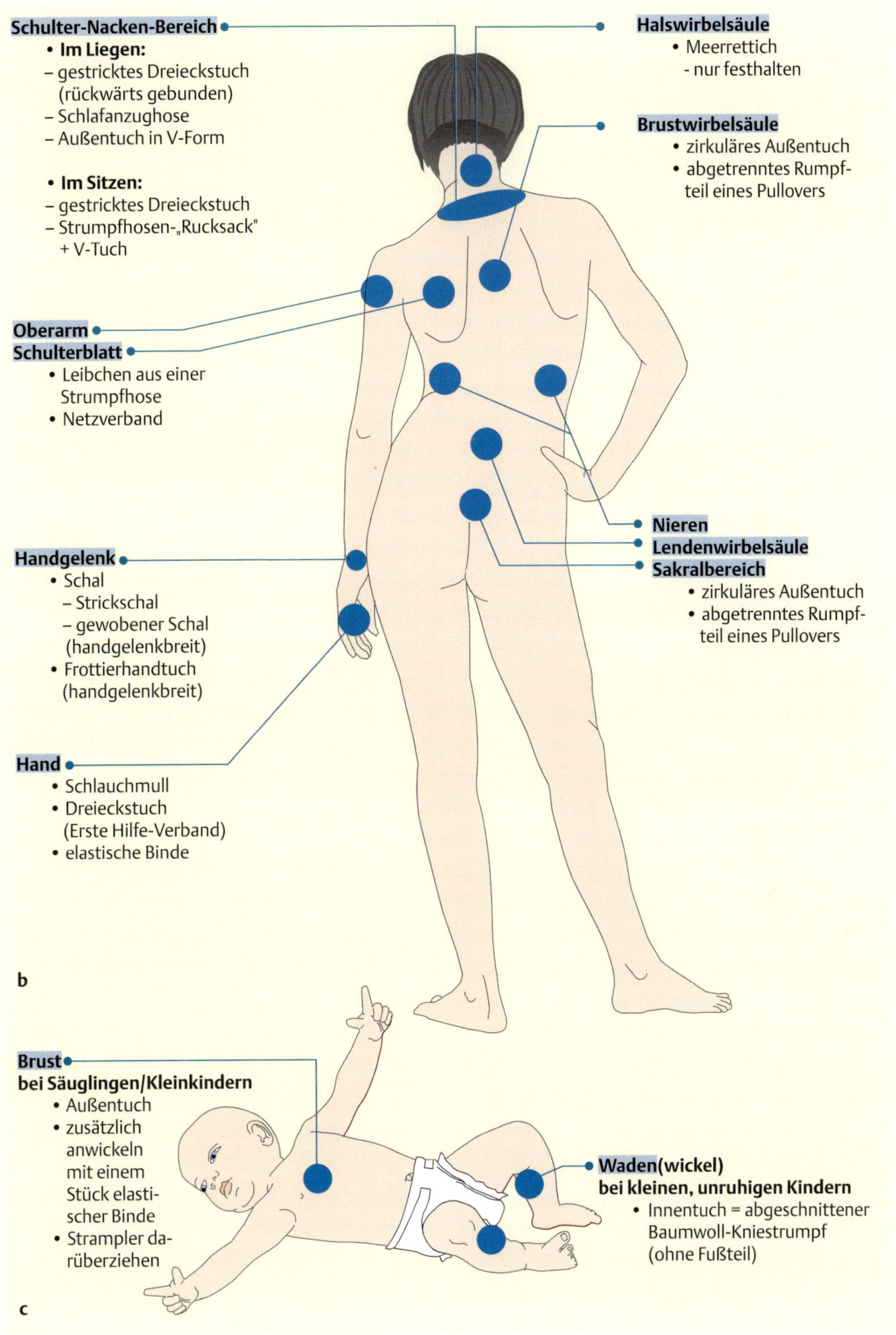

Abb. 2.3 b ▪ Befestigungsmöglichkeiten bei Erwachsenen auf der Rückseite. **c** Befestigungsmöglichkeiten bei Säuglingen und Kleinkindern.

sind hierfür verwaschene Flanell-, Biberbettuch- oder Frottierstoffe. Auch für die Dampfkompresse wird ein Zwischentuch benötigt.
Maße. Zwischentücher sollten mindestens so groß bis doppelt so groß sein wie das Innentuch.

Was sonst noch vorhanden sein sollte
Zusätzlich zu den Wickeltüchern wird Folgendes benötigt:
- 1–2 Gummiwärmflaschen zur Verstärkung oder Verlängerung der Wärmewirkung eines Wickels, zum Anwärmen einiger Auflagen und zum Vorwärmen benötigter Wickeltücher. Für diesen Zweck eignen sich Gummiwärmflaschen mit zumindest einer glatten Seite besser als mit Waffel- oder Lamellenstruktur.
- Auswringtuch zum Auswringen feucht-heißer Wickel (geeignet: Grubenhandtücher, Gerstenkorntücher oder auch Frottiertücher).
- Fettdichtes Butterbrot-/Pergamentpapier, um darin eingewickelte Zwiebel- oder Ölauflagen sowie Bienenwachskompressen zwischen Gummiwärmflaschen anzuwärmen. Es kann auch Alufolie verwendet werden. Hierfür nicht geeignet sind Plastiktüten, da sie Gerüche zu sehr binden.
- Schere, etwas Klebeband/Pflaster, um z. B. kleine Auflagenpäckchen zu verkleben (z. B. mit Meerrettich, Kamille oder Zwiebel gefüllt).
- Notizen und/oder Wickel-Fachbuch zur Anleitung und zum Nachschlagen.

Befestigung. Zur Befestigung kann Folgendes dienen:
- Strumpfhose oder Schlafanzughose: Zur Befestigung von Auflagen im Schulter-/Nackenbereich (s. **Abb. 3.15 c**),
- 1–2 ausrangierte elastische Binden oder Nabelbinden: Zum zusätzlichen Befestigen von Wickeln an Armen, Beinen, Gelenken, Hals oder an Brust und Bauch bei Säuglingen und Kleinkindern (**Abb. 2.2**),
- Baby-/Windel-Sicherheitsnadeln oder Klettverschlussband: zum Fixieren von Außentüchern bei unruhigen Personen.

Abb. 2.3 zeigt die unterschiedlichen Befestigungsmöglichkeiten an verschiedenen Körperstellen für Erwachsene und Kinder.

2.3 Grundsätzliches zur Durchführung

Abstimmen. Die Anwendung von Wickeln und Auflagen an einer erkrankten Person sollte möglichst vorab mit der behandelnden Ärztin oder Therapeutin abgestimmt werden.
Informieren. Vor der ersten Anwendung wird die Patientin über die Maßnahme informiert und deren Einverständnis hierzu eingeholt.
Dokumentieren. Sowohl die Abstimmung mit der Ärztin als auch das Einverständnis müssen dokumentiert werden.
Vorbereiten. Eine gute Vorbereitung entscheidet, ob die Anwendung als gut und hilfreich erlebt werden kann und reduziert Zeitaufwand und Mühe. Dazu gehören:
- benötigtes Material richten (z. B. passende Tücher wählen in Bezug auf Größe und Stoffqualität),
- Tücher und Bett eventuell vorwärmen,
- Person informieren und vorher zur Toilette schicken,
- eventuell Kreislauf kontrollieren,
- Zimmer frisch lüften und für eine warme Zimmertemperatur sorgen.

Wickel anlegen und abdecken. Wickel oder Auflagen sollten mit Ruhe und doch flink angelegt werden. Sie sollten möglichst immer mit dem Außentuch zirkulär eingehüllt und damit gleichzeitig auch gut befestigt werden. Ist dies im Einzelfall nicht möglich (z. B. schwerkranke und/oder schwierig zu lagernde Personen), muss die Auflage dennoch sorgfältig wärmend abgedeckt werden. Die Person sollte während der Wickelanwendung ebenfalls gut zudeckt und insbesondere die Füße warm gehalten werden. Natürlich gibt es auch Personen, die nur leicht zugedeckt sein oder die Füße unter der Decke hervorstrecken wollen – immer auf individuelle Wünsche eingehen.
Umgebung gestalten. Bei manchen Anwendungen darf die Person nicht verlassen werden. Grundsätzlich sollte die Klingel in Reichweite bereitliegen. Nach Möglichkeit für eine ruhige Umgebung sorgen (kein Fernsehen, kein Telefon, eventuell Besucher rausschicken). Ein Schild an der Tür „Bitte nicht stören“ leitet Putzfrau, Visite oder Besucher über das Stationszimmer oder den Pflegestützpunkt um (**Abb. 2.4**).
Tageszeit wählen. Möglichst eine günstige Tageszeit für die Anwendung wählen, so dass ein Wickel und die dazugehörige Nachruhe nicht mit Terminen für Diagnostik und Therapie kollidieren. Günstig scheint im allgemeinen die Zeit nach dem Mittagessen oder abends.
Beobachtungsaufgaben stellen. Hilfreich ist es für manche, wenn sie während der Anwendung kleine Beobachtungsaufgaben hinsichtlich der Wirkung gestellt bekommen (wie z. B. der Intensität oder der Ausbreitung der Wärme nachzuspüren oder auf sonstige Empfindungen wie z. B. Kribbeln oder Schwitzen zu achten). Eine solche kleine Aufgabenstellung fördert die Selbstwahrnehmung und auch das „Bei-sich-sein“, die Konzentration während des Wickels. Worauf man beim „Wickel-Erleben“ achten kann, zeigt **Abb. 2.5**.

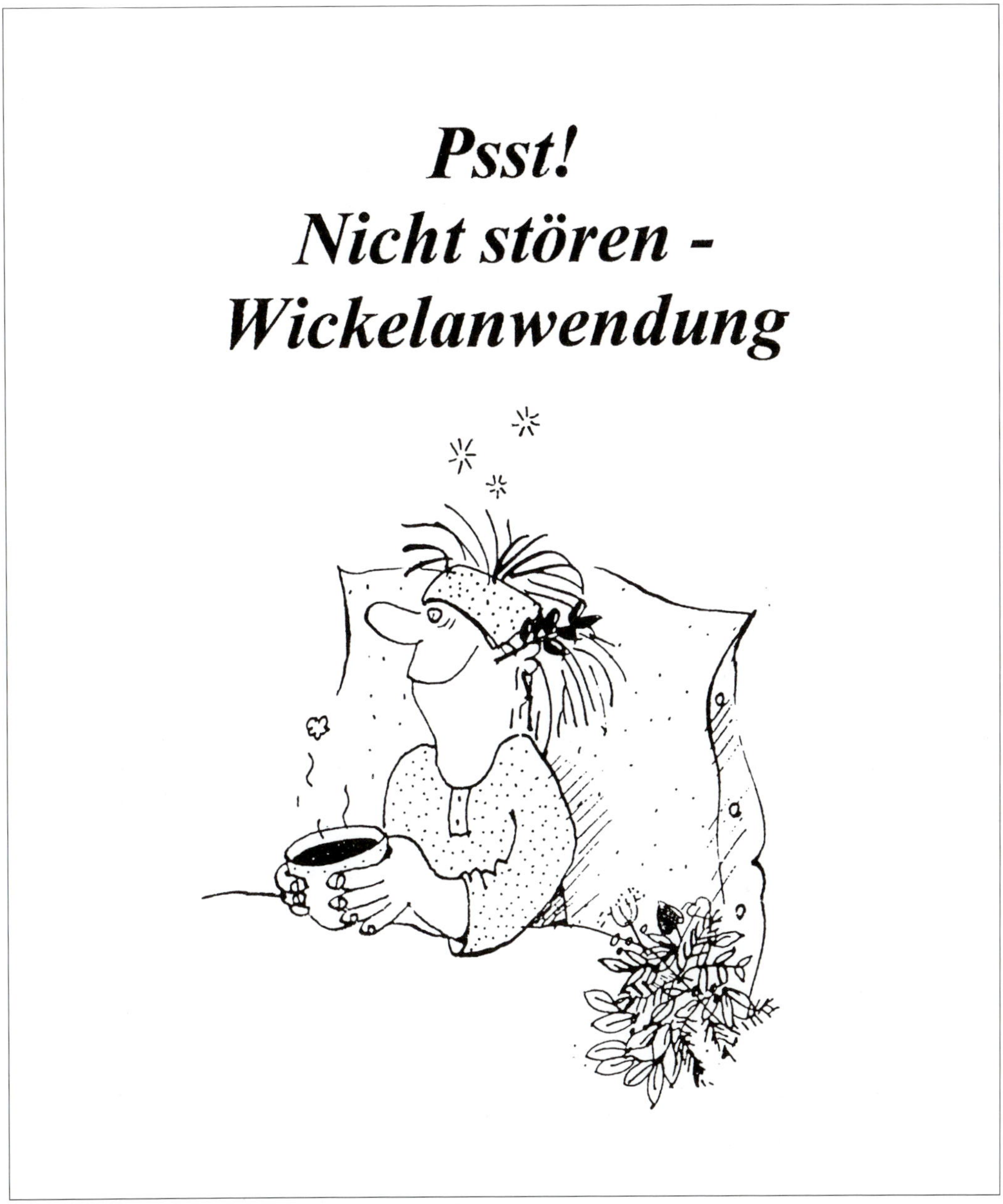

Abb. 2.4 ▪ **Ungestörtheit.** Eine Schild an der Tür sorgt für eine ruhige Umgebung während der Wickel-Anwendung.

Anwendungsdauer. Das Befinden der Person selbst entscheidet im allgemeinen, wie lange der Wickel angelegt bleibt: Deshalb gut beobachten und nachfragen. Wenn eine Anwendung als nicht angenehm empfunden wird, ja Missempfindungen, Schmerzen usw. auslöst oder verstärkt, muss der Wickel oder die Auflage sofort entfernt und die Person weiter beobachtet werden.

Wickel entfernen. Beim Entfernen eines Wickels/einer Auflage rasch arbeiten, gut nachtrocknen und wieder warm und trocken einhüllen.

Erfrischung anbieten. Wenn eine Wickelanwendung bei der betreffenden Person zu starkem Schwitzen geführt hat, darauf achten, dass ausreichend zu trinken angeboten wird. Eventuell eine erfrischende Waschung an-

Checkliste „Wickel-Erleben“

Wie wird der Wickel angelegt:
- zu flink oder zu langsam – wurde auf mein Empfinden, meine Rückmeldung Rücksicht genommen?
- sind die Schichten angenehm angeschmiegt, zu beengend, oder gibt es irgendwo eine lose Stelle?

Lagerung und Zudecken:
- liege ich bequem oder fehlt mir noch irgendwo ein Kissen oder sonst etwas?
- reicht mir meine Zudecke?
- bin ich gerade so eingekuschelt, wie ich es mag oder beengt es mich eher?

Wärmeintensität des Wickels:
- wie heiß wird er vertragen?
- musste die Anwendung nochmals entfernt werden, weil es doch zu heiß war?
- sind bestimmte Auflagestellen/Hautzonen besonders empfindlich?

Wärmeverteilung:
- wo spüre ich die Wärme?
- eher punktuell oder gleichmäßig verteilt?
- strahlt die Wärme aus? Wenn ja, wohin?
- bringt es mich zum Schwitzen?

Allgemeines Körpergefühl während der Anwendung:
- fühle ich mich wohlig? Entspannt?
- fühle ich mich eher unruhig? Gestaut? Verspannt?

Stimmung:
- fühle ich mich gut aufgehoben? Oder eher irritiert, gereizt? Gelangweilt?
- kommen irgendwelche Erinnerungen oder Bilder? Angenehme oder unangenehme?

Dauer:
- wie lange hält die Wärme an?
- wo kühlt es zuerst ab?
- wurde die Anwendung rechtzeitig entfernt?

Umgebung:
- fühlte ich mich ungestört?
- was hat mich gestört (Lärm, Licht, usw.)?

Nachruhen:
- wie hat es sich nach Entfernen des Wickels/der Auflage angefühlt?
- fühlte ich die Wirkung erneut? Verstärkt? Schwächer? Für wie lange anhaltend?

Abb. 2.5 ▪ Beobachtungsaufgaben. Eine Checkliste mit Beobachtungsaufgaben während der Anwendung fördert die Selbstwahrnehmung und die Konzentration auf die Wirkung des Wickels.

bieten (darf jedoch nicht wärme- oder kräftezehrend sein) und frische Wäsche/Kleidung bereithalten.

Hautpflege. Bei besonders empfindlicher Haut oder dem wiederholten Gebrauch hautreizender Substanzen ist die anschließende Hautpflege mit einer Körperlotion oder einem Körperöl auf Pflanzenölbasis ratsam (möglichst ohne zugesetzte Wirk- und Duftstoffe).

Nachruhen. Mindestens 15 Minuten nachruhen lassen – oft wird die Wirkung erst dann voll spür- und genießbar. Das Eingehüllt sein und Nachruhen nach einem Wickel oder einer Auflage ist so wichtig für die Gesamtwirkung wie das Einwirken des Wickels selbst!

Anwendungshäufigkeit. Meist reicht eine Anwendung pro Tag. Sie sollte dann aber für eine gewisse Zeitspanne (wenige Tage bis Wochen) „kurmäßig“ durchgeführt werden – mit Ausnahme von Anwendungen bei vorübergehend akuten Beschwerden (z. B. Thrombophlebitis, Harnverhalten usw.)

Wickelzutaten entsorgen. Wickelzutaten, wie Kartoffeln, Leinsamen, Quark usw., müssen insbesondere bei Vorliegen von akut-entzündlichen Prozessen mit dem Restmüll entsorgt werden. Das heißt insbesondere für den häuslichen Bereich, diese Materialien weder auf den Kompost zu geben noch Haustieren zu verfüttern, sonst würden diese u. U. davon krank.

M *Wer Wickel und Auflagen an anderen anwendet, sollte die Wirkung möglichst schon einmal an eigener Haut erlebt haben, am besten im Rahmen eines „Wickelkurses“.*

2.4 Tipps für Anfänger zur praktischen Umsetzung von Wickeln und Auflagen im Pflegealltag

Methode. Für die Auswahl der Methode gilt:

- Beginnen Sie mit einer Methode (einem Wickel oder einer Auflage).
- Wählen Sie eine Methode aus, die einfach zu machen ist, mit wenigen und leicht zu beschaffenden Materialien und Zutaten (z. B. feucht-heiße Wickel, Ölkompressen, Quarkauflagen).
- Probieren Sie anfangs die Methode bei Personen aus, die kooperativ sind und bei denen die Chancen gut sind, dass die Maßnahme Erfolg hat. Sichtbarer Erfolg und zufriedene, überzeugte Patienten überzeugen dann auch skeptische Kolleginnen.
- Erst wenn mit einer Methode genügend Erfahrung und Routine aufgebaut wurde, kann diese Maßnahme auch bei erkrankten Personen mit schwierigeren Voraussetzungen ausprobiert werden.

Verordnung. Für die Verordnung von Wickel und Auflagen gilt:

- Dokumentieren Sie die Verordnung von Wickeln und Auflagen sorgfältig – auch das Ergebnis!
- Machen Sie nie eine Anwendung gegen den ausdrücklichen Willen einer Ärztin, auch nicht „heimlich“.
- Wenn einer Person eine Anwendung besonders gut bekommt, gibt es rasch eine Reihe anderer, die auch in den Genuss dieses Wickels oder jener Auflage kommen möchten – verständlicherweise! Handhaben Sie Wickel und Auflagen von Anfang an als speziell pflegerische Anordnung, die an-, aber auch wieder abgesetzt wird und nicht automatisch allen als Teil eines fürsorglichen Services zusteht.

Absprache. Versuchen Sie nicht, auf geradezu missionierende Art ihre Kolleginnen für Wickel und Auflagen begeistern zu wollen. Sprechen Sie es mit den Kolleginnen ab, wenn Sie selbst neue Möglichkeiten ausprobieren und das vielleicht bei einer Wickel-Fortbildung Gelernte umsetzen möchten. Machen Sie es offen und durchsichtig für die anderen, ohne von ihnen zu verlangen, dass sie gleich voll und ganz mitziehen müssen. Machen Sie erst selbst ihre Erfahrungen, dokumentieren Sie diese klar – die Neugierde bei anderen stellt sich dann von selbst ein.

Zutaten. Sollten Sie bei der Beschaffung von irgendwelchen Wickelzutaten im stationären Bereich anfänglich Schwierigkeiten haben, überlegen Sie sich, ob es noch eine andere Wickelalternative gibt (z. B.: Muss es ein Wickel mit Zusatz sein oder bringt ein Wickel „nur“ mit Wasser eventuell den gleichen Erfolg?). Wenn Sie bei der zunächst angesetzten Anwendung bleiben wollen, versuchen Sie, die Unterstützung der Stations-, Abteilungs- oder Pflegedienstleitung zu gewinnen. Bitten Sie diese, sich für Sie in der Zentralapotheke, der Küche oder anderen Beschaffungsdiensten einzusetzen. Informieren Sie die dortigen Kolleginnen klar über ihr Vorhaben, um jegliches Misstrauen auszuschließen und Verständnis zu gewinnen.

Angehörige. Manchmal kann es auch eine vorübergehende Lösung sein, Angehörige zu bitten, doch einmal einen entsprechenden Zusatz (z. B. ein Öl oder eine Bademilch) selbst mitzubringen. Vorübergehend können Sie so eine institutionsbedingte Lücke überbrücken, dadurch Erfahrungen überhaupt erst machen und Erfolge demonstrativ nachweisen, was dann häufig die Zutatenbeschaffung deutlich erleichtert. Vergessen Sie aber nicht, das Selbstgekaufte bei der Entlassung nach Hause mitzugeben!

2.5 Sind Wickel zu zeitaufwändig?

Wickel müssen nicht viel Zeit in Anspruch nehmen, wenn Folgendes berücksichtigt wird:

- Einfache Maßnahmen auswählen (z.B. feucht-heiße Anwendungen, Ölkompressen, Quarkanwendungen).
- Die Patientinnen selbst oder deren Angehörige mit einbeziehen (nach einer Anfangsphase und einer guten Einführung soviel wie möglich selbst machen lassen, jedoch dabei immer begleitend am Geschehen bleiben, indem Sie nachfragen, ob's klappt, ob's gut tut usw.).
- Ein Wickel selbst kann durchaus nur kurz angelegt sein (z.B. feucht-heiße Wickel und Auflagen wenige Minuten) und dennoch eine deutliche Wirkung haben, vorausgesetzt, das nochmalige Einhüllen und Nachruhen wird eingehalten (wozu aber die Pflegeperson nicht mehr anwesend sein muss).
- Beobachtungen im Stationsalltag zeigen, dass Patientinnen, die einmal über eine Wickelanwendung intensivere Zuwendung bekommen haben, hinterher zufriedener sind und weniger klingeln als man sonst von ihnen gewohnt ist.

II

II Anwendungen von Wickeln und Auflagen

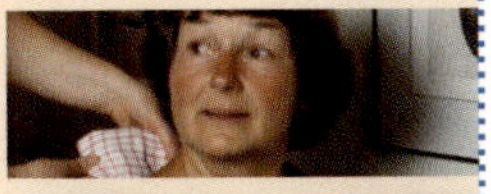
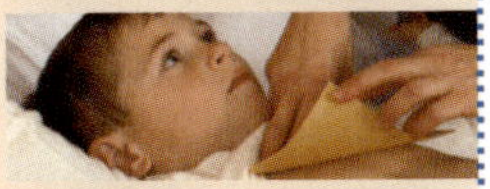
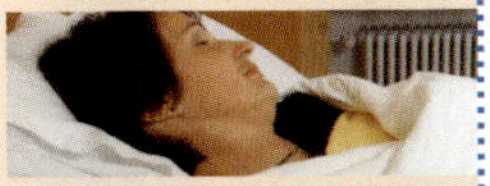
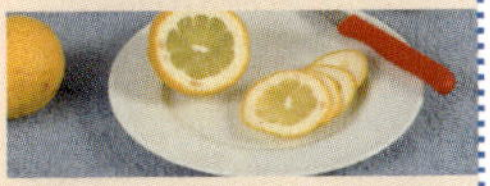
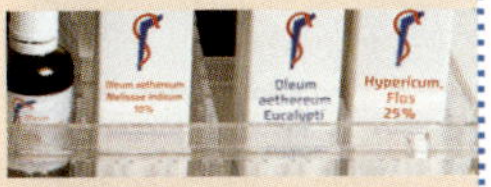
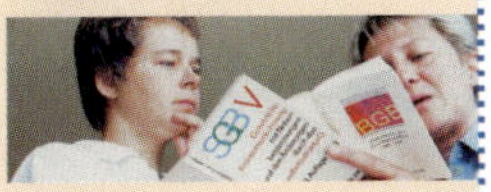

3 Heiße Wickel und Auflagen (Intensive Wärmeanwendungen)

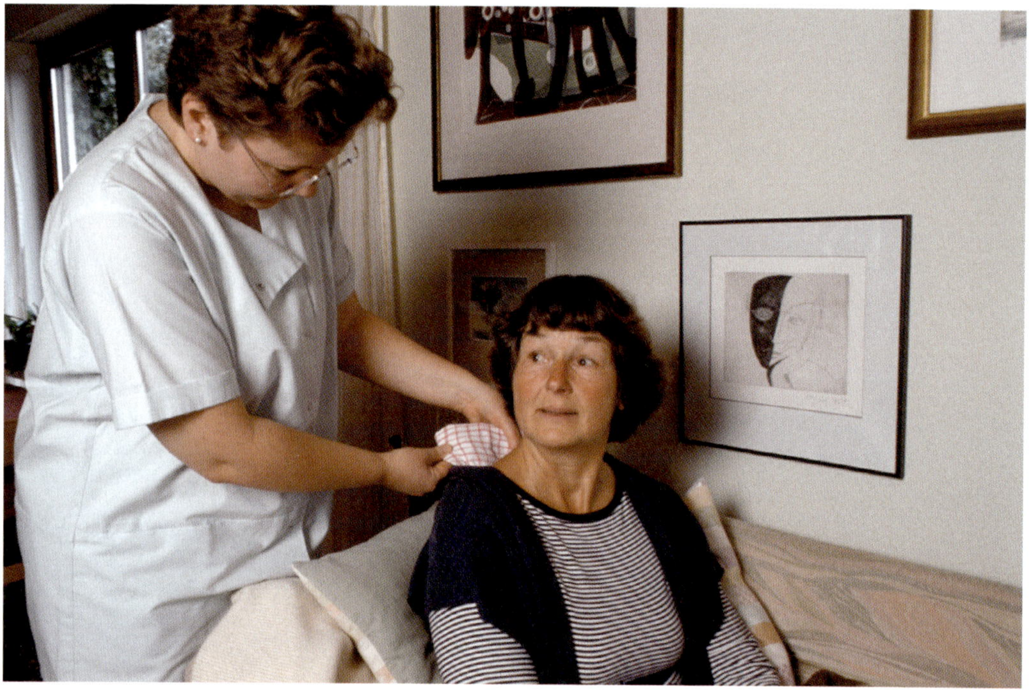

Mit intensiven Wärmeanwendungen lassen sich viele alltägliche Beschwerden und Befindlichkeitsstörungen lindern und Heilungsprozesse unterstützen.

Wirkung. Heiße Wickel bewirken auf eher passive Weise eine zunächst lokale, periphere Gefäßerweiterung und verstärkte Durchblutung. Dadurch verbessert sich die Stoffwechselaktivität, und es kommt zur Entkrampfung und Entspannung. Die intensive Wärme selbst (z. B. der aufgelegten heißen Kartoffeln) dringt nicht bis zu inneren Organen durch, sie bleibt relativ oberflächlich. Über eine lokale Anregung bestimmter Hautsegmente können jedoch über spinale Reflexbahnen auch innere Organe beeinflusst werden.

Indikationen. Intensive Wärmeanwendungen werden im allgemeinen eingesetzt bei:

- chronisch-entzündlichen Prozessen,
- Verspannungen,
- Schmerzen, bei denen in der entsprechenden Körperregion eher ein Kältegefühl vorherrscht und Wärme als wohltuend und lindernd empfunden wird.

Je nach Lokalisation der Anwendung können auch ganz spezifische Wirkungen erzielt werden.

Kontraindikationen. Intensive Wärmeanwendungen sind zu vermeiden bei:

- akuten Entzündungen,
- Verdacht auf innere Blutungen,
- ausgeprägten Krampfadern,

- Durchblutungsstörungen aufgrund verengter Gefäße,
- wenn eher ein Bedürfnis nach Kühlung besteht und Wärme als die Beschwerden verschlimmernd erlebt wird,
- nach frischem Trauma (Hämatom- und Ödembildung).

Bei Herzkranken und Patientinnen mit Bluthochdruck sollten vor allem zirkulär um das Körperzentrum (Brust, Bauch) angelegte Wickel vermieden bzw. nicht ohne vorherige ärztliche Rücksprache durchgeführt werden. Anwendungen in der Körperperipherie dagegen können sogar kreislaufentlastend sein. Bei Hypotonikerinnen kann eine intensive Wärmeanwendung eher zu Kreislaufschwäche oder Schwindel führen.

Bei folgenden Personen(gruppen) sollten heiße Kartoffelauflagen gemieden und intensive, feucht-heiße Wärmeanwendungen nur mit besonderer Vorsicht hinsichtlich der Wärmeprüfung eingesetzt werden:

- Personen mit reduzierter Reaktionsfähigkeit (Bewusstlose, Verwirrte, Gelähmte, bei Sensibilitätsstörungen infolge langjähriger Zuckerkrankheit oder eines Schlaganfalls),
- Personen mit arteriellen Durchblutungsstörungen,
- Säuglinge und Kleinkinder,
- hochbetagte Menschen.

Arten. Zu den heißen Wickeln und Auflagen gehören:

- feucht-heiße Wickel und Auflagen,
- Kartoffelauflage,
- Heublumensäckchen und
- Leinsamenkompresse.

Die feucht-heißen Wickel und Auflagen sind jederzeit und überall einzusetzen, weil man die Grundzutaten (Tücher, heißes Wasser) stets zur Verfügung hat – ob mitten in der Nacht oder tagsüber, ob auf Station, zu Hause oder unterwegs auf Reisen.

Kartoffelauflagen sind im stationären Bereich sicherlich nicht so spontan einzusetzen wie zu Hause. Heublumen oder Leinsamen müssen zwar zuerst besorgt werden, aber dies ist über jede Apotheke möglich und dann können auch diese rasch eingesetzt werden.

3.1 Feucht-heiße Wickel und Auflagen

Der Handlungsablauf für alle feucht-heißen Wickel und Auflagen, ob Gelenkwickel, Bauch-, Nieren- oder Brustauflage, ist im Grunde weitgehend derselbe. Deshalb wird zunächst Grundsätzliches zur Zubereitung und daran anschließend Hinweise auf Besonderheiten in der Zubereitung je nach Lokalisation geschildert.

Material

Folgendes Material wird benötigt (**Abb. 3.1 a**):

- Schüssel mit 1 l (kochend-)heißem Wasser,
- 1 Geschirrtuch oder 1 Mullwindel,
- 1 Außentuch (z. B. entsprechend breites Woll- oder Moltontuch oder Frottierhandtuch),
- 1 zusätzliches Handtuch als Auswringtuch,
- eventuell Haushaltshandschuhe.

M *Verwenden Sie kein Innentuch, das noch von der letzten Wickelanwendung feucht ist – es nimmt das heiße Wasser nicht gut auf, weil es noch von (abgekühlter) Feuchtigkeit gesättigt ist.*

Durchführung

Innentuch auf die gewünschte Form und Größe zurechtfalten, aufrollen, längs auf das auseinandergefaltete Auswringtuch legen und in diesem zu einer Rolle einwickeln (**Abb. 3.1 b**). Nun einen Liter sehr heißes Wasser in die Schüssel gießen, die Rolle eintauchen und voll saugen lassen (**Abb. 3.1 c**). Dann die Rolle sehr kräftig auswringen, denn je weniger nass das Innentuch ist, desto heißer wird es auf der Haut vertragen und desto besser hält es die Wärme (**Abb. 3.1 d**).

P *Die Auswring-Rolle um einen Wasserhahn oder einen Haltegriff wickeln, die Enden kräftig umeinander verdrehen; dadurch entsteht ein intensiver Druck, der das Wasser aus der Rolle quetscht (**Abb. 3.2**).*

Damit es bis zum Anlegen intensiv warm bleibt, lassen Sie das Innentuch noch im Auswringtuch eingewickelt, und nehmen Sie es so mit ans Bett. Somit können Sie den Wickel nämlich an einem sicheren Platz zubereiten, und die Schüssel mit dem sehr heißen Wasser gefährdet niemanden (z. B. in der Küche oder im Arbeitsraum).

M *Wenn Sie zum Auswringen ein paar Haushaltshandschuhe benutzt haben (fühlt sich dann nicht so heiß an), vergessen Sie nicht, diese vor dem Anlegen des Wickels auszuziehen, damit Ihr eigenes Empfinden für die Intensität der Wärme nicht getäuscht wird.*

Am Bett die Innentuch-Rolle auspacken und die zunächst – noch sehr heiße – Temperatur am eigenen Handgelenk (Pulsseite) prüfen (**Abb. 3.3**). Sobald Sie meinen, dass die Temperatur auch für die Person verträglich sein könnte, testen Sie dies vorsichtig an deren Körper. Wenn die Wärme gut vertragen wird, können Sie das Innentuch auflegen und je nach Körperteil gut anmodellieren (je satter das Innentuch anliegt, desto besser hält die Wärme). Dann das Außentuch rasch und dicht darüber wickeln. Nochmals rückversichern, dass die Anwendung für die Person gut verträglich ist.

Wenn es sich unter dem Anwickeln der Tücher doch noch als zu heiß erweist, müssen die Tuchschichten

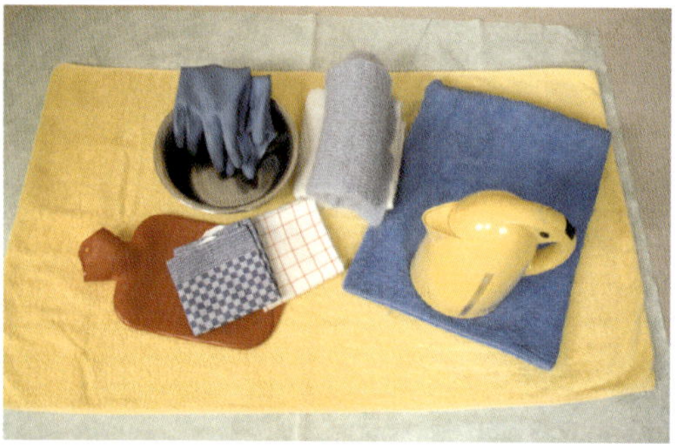

a Material für einen feucht heißen Wickel.

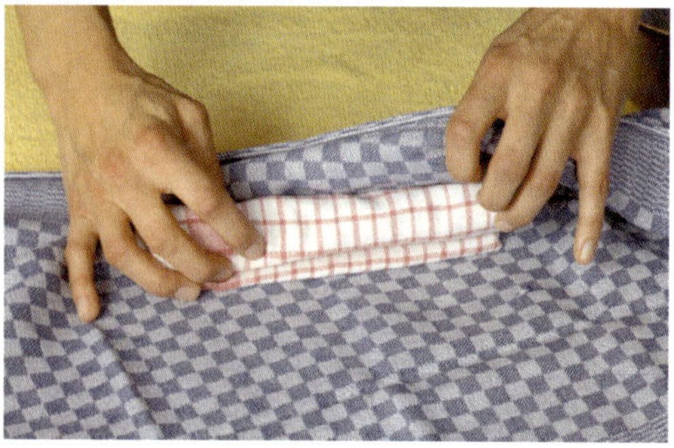

b Nachdem das Innentuch auf die gewünschte Größe gefaltet und aufgerollt wurde, wird es längs in das Auswringtuch gelegt und in diesem zu einer Rolle eingewickelt.

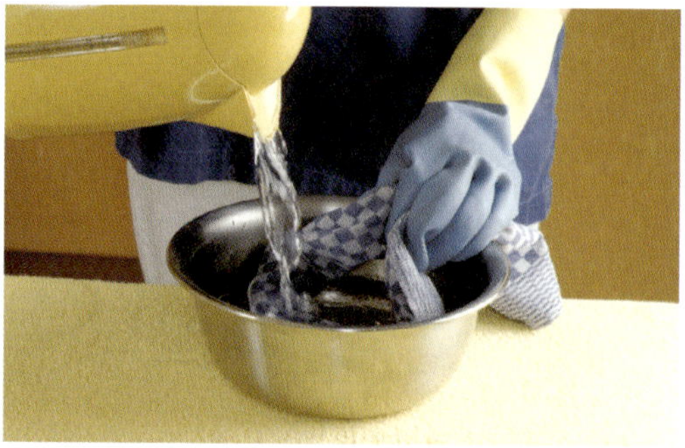

c Die Rolle wird in eine Schüssel gelegt und mit heißem Wasser übergossen.

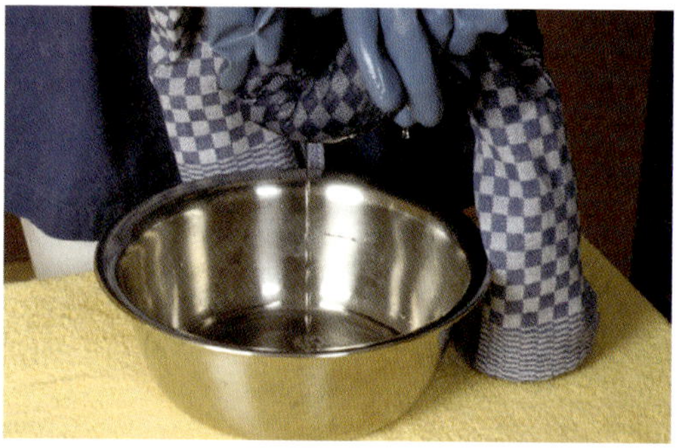

d Anschließend wird die Rolle so kräftig wie möglich ausgewrungen.

Abb. 3.1 ▪ **Feucht-heiße Wickel u. Auflagen.** Herstellung eines feucht-heißen Wickels.

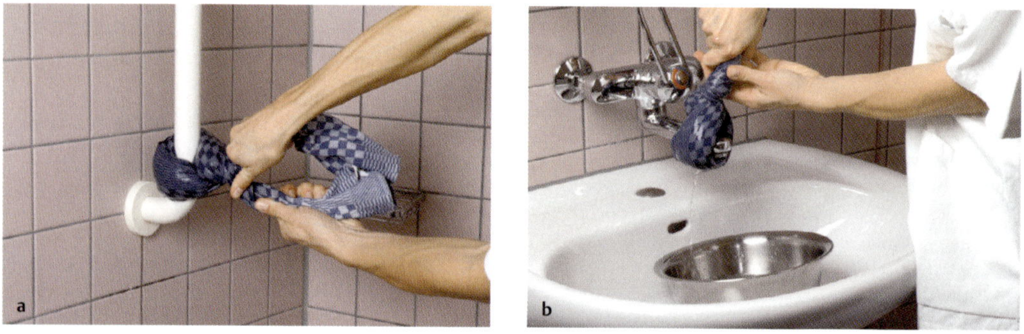

Abb. 3.2 ▪ **Auswringhilfen.** Wird die Auswringrolle über einen Wasserhahn oder Haltegriff gewickelt, lässt sie sich besonders effektiv auswringen.

nochmals für wenige Augenblicke gelockert werden. Das Außentuch muss letztendlich die Innentuchränder gut und dicht abdecken, damit keine Kältezonen entstehen. Dann das Ende des Außentuchs feststecken und die Person so zudecken, wie sie es als angenehm empfindet.

M *Für Personen, die durch intensive Wärmeanwendungen möglicherweise gefährdet sind, wird kein kochend heißes, sondern nur so heißes Wasser verwendet, dass man selbst gerade noch mit bloßen Händen hineinfassen kann. Dann die Wärmeverträglichkeit besonders gut testen: Man muss die heiße Tuchrolle für 1 – 2 Minuten an die Pulsseite des eigenen Handgelenks gepresst gut vertragen.*

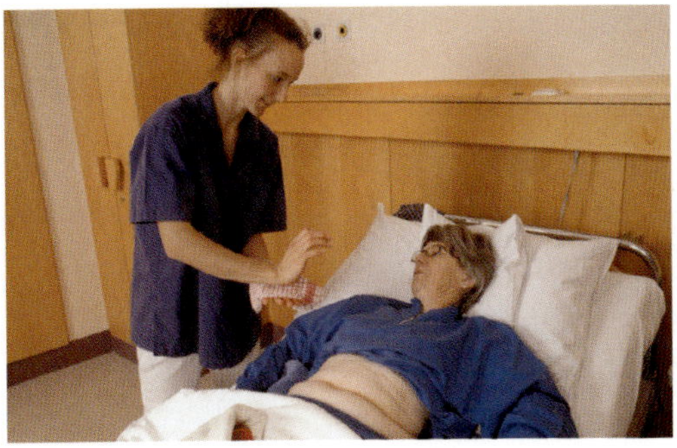

Abb. 3.3 ▪ **Temperatur prüfen.** Nachdem das Innentuch am Bett ausgepackt wurde, wird die Temperatur an der Pulsseite des Handgelenks geprüft.

Anwendungsdauer. Feucht-heiße Wickel und Auflagen bleiben grundsätzlich so lange angelegt, wie es die Person als angenehm empfindet. Deshalb vorher absprechen, dass sie sich entweder meldet (Klingel bereitlegen!), um das Innentuch abgenommen zu bekommen oder dies selbst tut. Es ist vollkommen ausreichend, wenn das Innentuch ca. 5 – 15 Minuten als warm empfunden wird und angelegt bleibt. Wichtig ist, dass ein intensiver Wärmereiz erzeugt wurde, der den Körper zur eigenen deutlichen Wärmereaktion angeregt hat.

Nachbereitung. Nach dem Entfernen des feuchten Innentuchs die Haut gut abtrocknen, Wäsche oder Kleidung glatt darüber ziehen, die Person nochmals über der Kleidung mit dem Außentuch umhüllen und wieder zudecken. Falls das Außentuch durch die Anwendung ein bisschen feucht geworden ist, muss es durch ein trockenes ersetzt werden.

Danach sollte die Person noch mindestens 15 Minuten nachruhen und der (Wärme-)Empfindung im Körper „nachlauschen". Dabei wird häufig die wärmende, entspannende und wohltuende Wirkung nochmals so richtig wahrgenommen.

M *Nicht die Dauer, wie lange das Innentuch warmgehalten hat, ist entscheidend, sondern der Wärmeimpuls und insbesondere das Nachruhen und nochmalige, trockene Einwickeln. Ein feucht-heißer Wickel braucht nicht mehrmals hintereinander wiederholt zu werden. Einmal täglich (aber gut und unter günstigen Bedingungen) angelegt, lieber über mehrere Tage wiederholt, bringt mehr.*

3.1.1 Feucht-heißer Gelenkwickel

Indikationen

Indikationen für feucht-heiße Gelenkwickel sind:

- kühle, steife, schmerzende Gelenke (chron. Entzündung, Arthrose),
- Vorbereitung und Unterstützung von Bewegungsübungen,
- beginnende Sehnenscheidenentzündung und Tennisellbogen.

Kontraindikationen

Kontraindikationen für feucht-heiße Gelenkwickel sind:

- akute Entzündung,
- ausgeprägte Krampfadern,
- Durchblutungsstörungen (Arteriosklerose),
- chronische Polyarthritis.

Material

Das Material entspricht dem der feucht-heißen Wickel (S. 24). Als Außentuch besonders geeignet ist hier ein gestrickter, wärmender Schal. Am besten diesen schon vorab aufrollen, damit nachher beim Anwickeln keine Verzögerung entsteht.

Durchführung

Die Durchführung entspricht der der feucht-heißen Wickel (S. 24). Es empfiehlt sich, beim Anlegen des feucht-heißen Innentuchs die Wärme an den Gelenk-Beugeseiten zuerst zu testen und hier mit dem Anwickeln zu beginnen, da sie besonders hitzeempfindlich sind. Wenn die Temperatur hier vertragen wird, kann man meist (bei guter Verträglichkeit) zügig das ganze Gelenk umwickeln (**Abb. 3.4**).

Anwendungsdauer. So lange, wie es die Person als warm und angenehm empfindet.

Um die Inhalte zu vertiefen, können Sie sich das Video „Feucht-heiße Kompresse am Knie" ansehen.

Möglicher Zusatz

Heublumen. Der Zusatz aus Heublumen (Flores graminis) wird folgendermaßen hergestellt: 2 Esslöffel Heublumen in einem kleinen Gefäß mit 250 ml heißem, nicht mehr kochendem Wasser übergießen, 5 – 10 Minuten abgedeckt ziehen lassen, durch ein Sieb in die Schüssel abgießen und weitere 250 ml kochendes Wasser zugießen.

3.1.2 Feucht-heiße Bauchauflage

Indikationen

Indikationen für eine feucht-heiße Bauchauflage sind:

- Bauchschmerzen durch Blähungen und Verkrampfungen,
- Menstruationskrämpfe,
- Unterstützung der Leberfunktion (nach Hepatitis oder während des Heilfastens),
- Gallenkolik,
- Blasenentzündung,

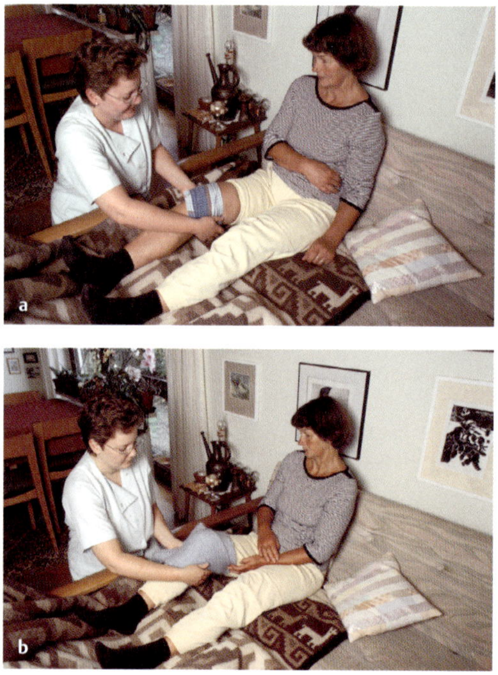

Abb. 3.4 ▪ **Feucht-heißer Gelenkwickel.** **a** Nachdem die Wärmeverträglichkeit an der Gelenkinnenseite getestet wurde, wird das Innentuch angelegt und **b** mit dem Außentuch umwickelt.

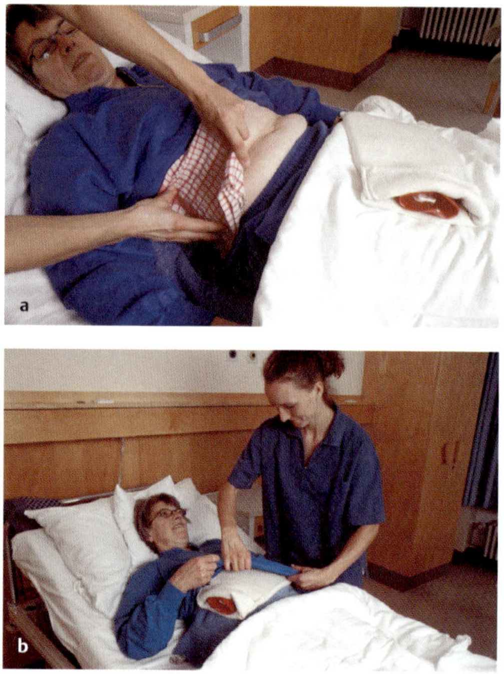

Abb. 3.5 ▪ **Feucht-heißer Bauchwickel.** **a** Das Innentuch wird beim Anlegen so gehalten, dass es zur Prüfung der Wärmeverträglichkeit mehrmals auf die Bauchhaut gelegt, aber jederzeit wieder entfernt werden kann. **b** Auf das Außentuch kann bei Bedarf eine Wärmflasche gelegt werden, um die Wärmewirkung zu verlängern.

- Verstopfung,
- Durchfall (Reizdarm),
- Nervosität,
- Unruhe,
- Schlafstörungen.

Kontraindikationen

Kontraindikationen für eine feucht-heiße Bauchauflage sind:

- Durchfall mit Fieber,
- Blinddarmentzündung (Wärmeanwendung ist dann unerträglich),
- Bauchspeicheldrüsenentzündung.

Je akuter die Bauchschmerzen und Beschwerden, desto wichtiger ist eine vorherige Abklärung mit der behandelnden Ärztin.

Material

Das Material entspricht dem der feucht-heißen Wickel (S. 24). Als Außentuch eignet sich ein besonders breiter Schal oder ein auf Unterleibsbreite gefaltetes Badetuch oder Molton. Zusätzlich wird noch eine Gummiwärmflasche benötigt.

Durchführung

Das Außentuch wird vorab unter dem Unterkörper der Person im Bett bereitgelegt. Die Wärmflasche wird heiß, aber flach gefüllt. Dann wird das Innentuch in Bauchformat zurechtgelegt, möglichst 4–6fach. Dann weiter wie bei feucht-heißen Wickeln (S. 24).

Das Innentuch wird beim Anlegen so in den eigenen Händen gehalten, dass es mehrmals kurz auf die Bauchhaut gelegt werden kann, um die Wärmeverträglichkeit zu prüfen, aber sofort wieder abgehoben werden kann, wenn es noch zu heiß sein sollte (**Abb. 3.5 a**). Sobald die Wärme gut vertragen wird, alles ganz flink anwickeln, um unnötigen Wärmeverlust zu vermeiden.

M *Je nach Indikation kann die Auflage mehr auf der Leberregion oder dem Unterbauch bzw. der Blasenregion angelegt werden.*

Die Wärmflasche kann außen auf das Außentuch aufgelegt werden, um die Wärmewirkung länger andauern zu lassen (**Abb. 3.5 b**). Wenn die Wärmflasche auf dem Bauch als unangenehm oder zu schwer empfunden wird, kann man sie auch weglassen oder auf Wunsch lieber an die Füße legen. Eine Rolle unter den Knien trägt zur besseren Entspannung bei.

M *Die Wärmflasche nie direkt auf das Innentuch auflegen – dies kann zu Brandblasen auf der Bauchhaut führen.*

Variante. Patientinnen, die nach Bauchoperationen unter starken Blähungen und Krämpfen leiden, profitieren sehr von einer feucht-heißen Anwendung. Hier empfiehlt es sich, statt auf dem Bauch, die Auflage im Lenden-Sakral-Bereich anzulegen (bzw. die Person auf die feucht-heiße Kompresse zu legen). Die hier verlaufenden Spinalnerven bewirken eine Entkrampfung im Becken und Bauchraum. Dies ist auch für Schwangere oder für Personen, die am Bauch sehr berührungs- und druckempfindlich sind, die angenehmere Variante.

Anwendungsdauer und -häufigkeit. Die Anwendung erfolgt 1 × täglich, für mehrere Tage oder kurmäßig für 2 – 3 Wochen. Bei Verstopfung(sneigung) empfiehlt es sich, eine feucht-heiße Bauchauflage „kurmäßig" über 2 – 3 Wochen 1 × täglich anzuwenden – auch an Tagen, an denen die Person den Darm entleeren konnte.

Um die Inhalte zu vertiefen, können Sie sich das Video „Feucht-heiße Bauchauflage" ansehen.

Mögliche Zusätze

Scharfgarbenkraut. Schafgarbenkraut (Millefolii herba) wird verwendet:

- für Leber und Galle,
- bei Menstruationsbeschwerden.

Kamillenblüten. Kamillenblüten (Chamomillae flores) werden verwendet:

- bei Bauchschmerzen,
- bei Blähungen,
- zur Entkrampfung.

Herstellung. So wird die Wickellösung mit Zusatz hergestellt: 2 Esslöffel Scharfgarbenkraut oder Kamillenblüten in einem kleinen Gefäß mit 250 ml heißem, nicht mehr kochendem Wasser übergießen, 5 Minuten abgedeckt ziehen lassen, durch ein Sieb in die Schüssel abgießen und weitere 250 ml kochendes Wasser zugießen.

Bademilch. Lavendel- oder Fichtennadel-Bademilch (z. B. von Weleda) wird eingesetzt bei:

- Unruhe,
- nervöser Überreiztheit,
- Schlafstörungen.

Herstellung. So wird die Wickellösung mit Bademilch-Zusatz hergestellt: Auf 1 – 2 Liter heißes Wasser eine Verschlusskappe voll Bademilch geben.

3.1.3 Feucht-heiße Brustauflage

Indikationen

Indikationen für eine feucht-heiße Brustauflage sind:

- Atemunterstützung (Pneumonieprophylaxe),
- trockener Husten,
- Bronchitis.

Kontraindikationen

Kontraindikationen für eine feucht-heiße Brustauflage sind:

- Fieber,
- allgemeine Schwäche,
- starke Herz- und Kreislaufbeschwerden.

Material

Das Material entspricht dem der feucht-heißen Wickel (S. 24). Als Außentuch kann ein besonders breiter Schal oder ein auf Oberkörperbreite gelegtes Badetuch bzw. Molton dienen.

Durchführung

Das Außentuch wird vorab unter dem Brustkorb der Person im Bett bereitgelegt. Dann wird das Innentuch auf ca. 20 × 20 cm zurechtgelegt, möglichst 4 – 6fach. Dann weiter wie bei feucht-heißen Wickeln (S. 24). Je nach Wunsch kann die Auflage auf die Brust oder im Rücken zwischen die Schulterblätter gelegt werden.

Das Innentuch wird beim Anlegen so in den eigenen Händen gehalten, dass es mehrmals kurz auf die Haut an Brust oder Rücken aufgelegt werden kann, um die Wärmeverträglichkeit zu prüfen, aber sofort wieder abgehoben werden kann, wenn es noch zu heiß sein sollte. Sobald die Wärme gut vertragen wird, alles ganz flink anwickeln, um unnötigen Wärmeverlust zu vermeiden (**Abb. 3.6**). Um eine freie Atmung zu unterstützen ist es meist sinnvoll, den Oberkörper erhöht zu lagern.

M *Die Patientin darf keinesfalls unter dieser Anwendung auskühlen. Deshalb muss sorgfältig und flink gearbeitet werden.*

Wenn die feuchten Tücher entfernt sind und die Person warm eingehüllt ist, kann die Nachruhepause auch bei geöffnetem Fenster verbracht werden.

Anwendungsdauer und -häufigkeit. So lange, wie die Person die Auflage noch als warm und angenehm empfindet. Der Wickel wird 1 × täglich über mehrere Tage angewendet.

Um die Inhalte zu vertiefen, können Sie sich das Video „Feucht-heiße Brustwickel" ansehen.

Mögliche Zusätze

Thymian. Thymian (Thymi herba) wird insbesondere eingesetzt bei trockenem Hustenreiz und folgendermaßen hergestellt: 2 Esslöffel Thymiankraut in einem kleinen Gefäß mit 250 ml heißem, nicht mehr kochendem Wasser übergießen, 5 Minuten abgedeckt ziehen lassen, durch ein Sieb in die Schüssel abgießen und nochmals 250 ml kochendes Wasser zugießen (**Abb. 3.7**).

Zitrone. Für einen Zitronen-Zusatz nimmt man eine Zitronenhälfte (aus kontrolliert biologischem Anbau),

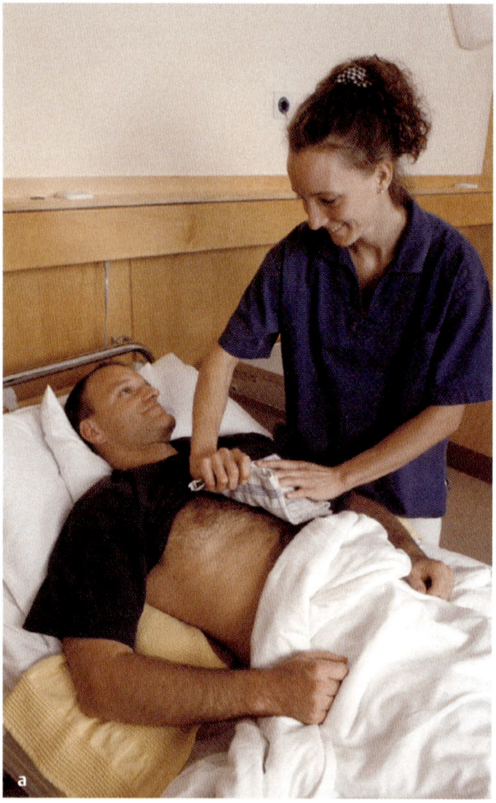

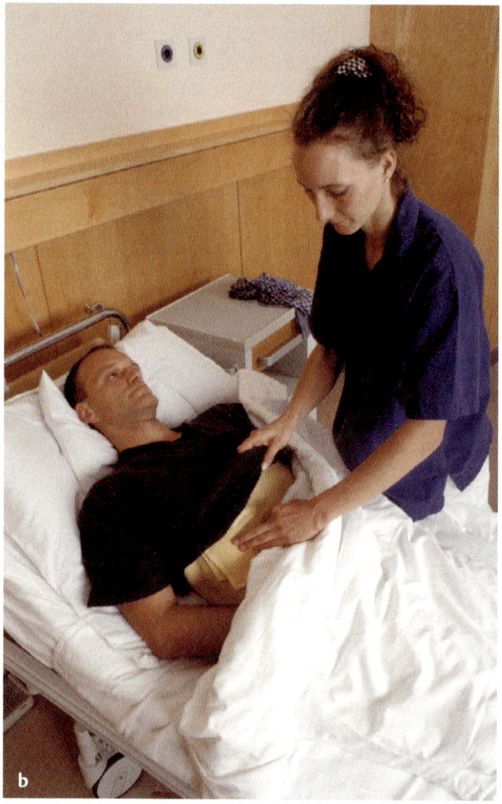

Abb. 3.6 ▪ **Feucht-heißer Brustwickel. a** Beim Anlegen wird die Wärmeverträglichkeit sorgfältig geprüft. **b** Wird die Wärme gut vertragen, werden die Tücher rasch angewickelt, um Wärmeverlust zu vermeiden.

die um die Mitte strahlenförmig eingeschnitten und ausgequetscht wird (**Abb. 3.8**).

M *Bei der Verwendung von Zitrone sollte diese unbedingt aus kontrolliert biologischem Anbau oder zumindest ungespritzt sein, da Insektizidrückstände zu heftigen Hautreizungen führen können.*

3.1.4 Feucht-heiße Nierenauflage

Indikationen

Indikationen für eine feucht-heiße Nierenauflage sind:

- chronische und akute Nierenerkrankungen (mit der behandelnden Ärztin abklären, S. 77),
- Funktionsschwäche der Nieren,
- Anfälligkeit für Harnwegsinfekte,
- Neigung zu Steinbildung,
- allgemeiner Wärme- und Energiemangel.

Kontraindikationen

Feucht-heiße Nierenauflagen sollten nicht während eines Fieberschubs angewendet werden.

Material

Das Material entspricht dem der feucht-heißen Wickel (S. 24). Als Außentuch kann ein besonders breiter Schal oder ein auf Oberkörperbreite gelegtes Badetuch bzw. Molton dienen.

Durchführung

Das Außentuch wird vorab unter der Person auf Nierenhöhe im Bett bereitgelegt. Dann wird das Innentuch auf ca. 25 × 40 cm gefaltet, möglichst 4–6fach. Dann weiter wie bei feucht-heißen Wickeln. Beim Anlegen das Innentuch so in den eigenen Händen halten, dass es mehrmals auf die Haut am Rücken über der Nierenregion kurz aufgelegt werden kann (um die Wärmeverträglichkeit zu prüfen), aber sofort wieder abgehoben werden kann, wenn es noch zu heiß sein sollte. Sobald die Wärme gut vertragen wird, alles ganz flink anwickeln, um unnötigen Wärmeverlust zu vermeiden (S. 30, **Abb. 3.9**).

Den ganzen Körper zudecken, insbesondere für warme Füße sorgen (falls nötig, vorher Strümpfe anziehen oder Wärmflasche an die Füße legen).

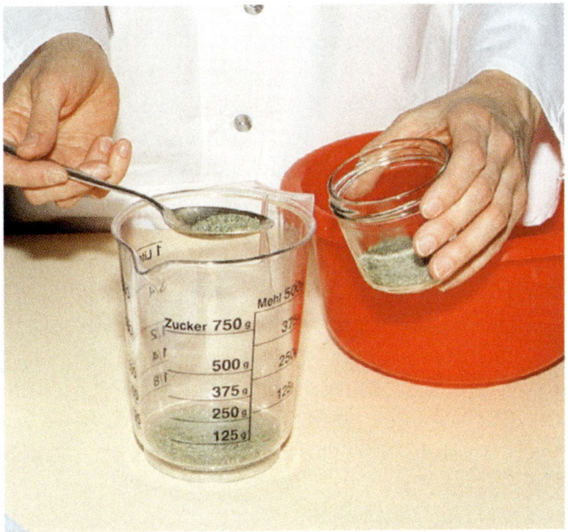

a 2 Esslöffel Thymian in einen Messbecher geben.

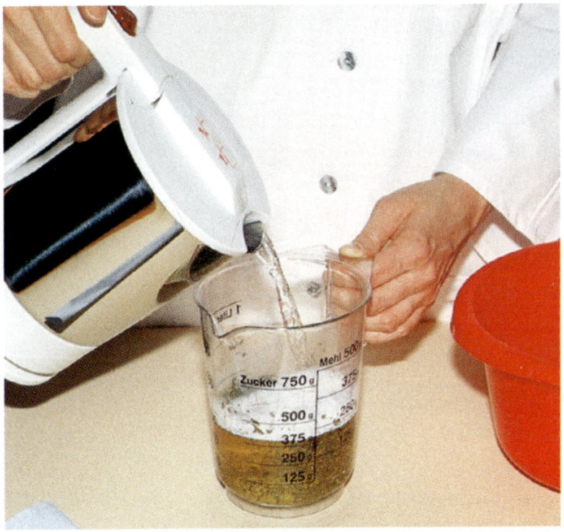

b Mit 250 ml heißem, nicht mehr kochendem Wasser übergießen und 5 Minuten abgedeckt ziehen lassen.

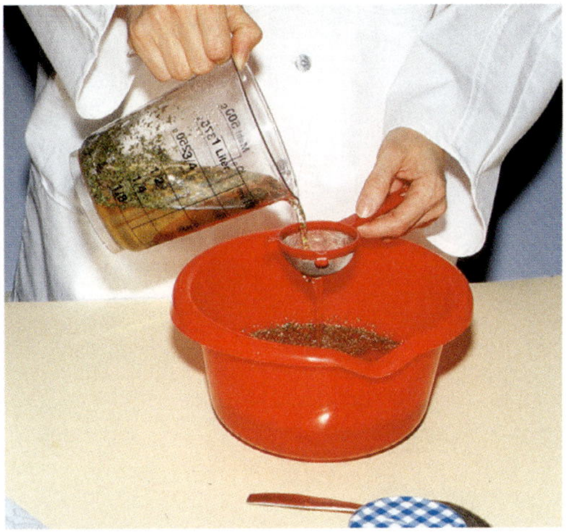

c Den Ansatz durch ein Sieb in eine Schüssel abgießen.

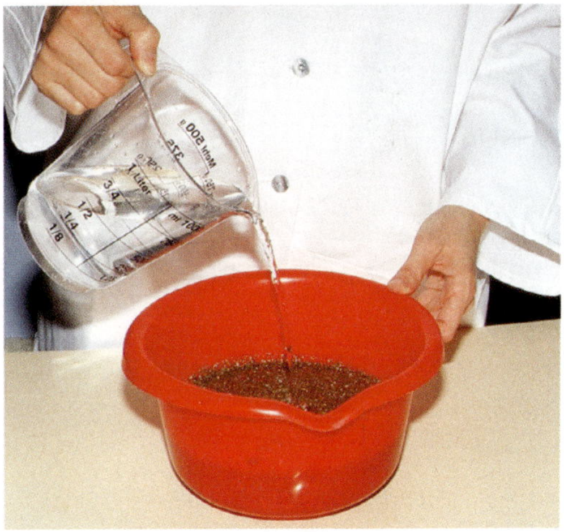

d Nochmals 250 ml heißes Wasser zugeben.

Abb. 3.7 ▪ **Thymian-Zusatz.** Ein Zusatz aus Thymian wird bei feucht-heißen Brustauflagen vor allen Dingen bei trockenem Hustenreiz eingesetzt.

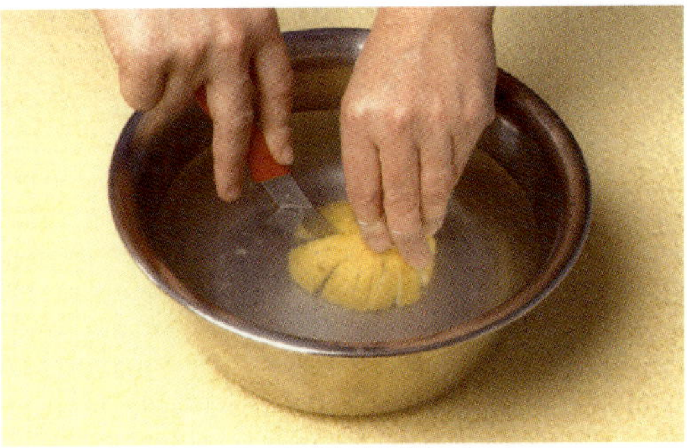

Abb. 3.8 ▪ **Zitronen-Zusatz.** Eine Zitronenhälfte aus kontrolliert biologischem Anbau wird in heißem Wasser strahlenförmig eingeschnitten und ausgequetscht.

Anwendungsdauer und -häufigkeit. Die Anwendung erfolgt so lange, wie sie die Person als warm und angenehm empfindet. Sie kann 1 × täglich oder nach Bedarf für mehrere Tage angewendet werden.

Um die Inhalte zu vertiefen, können Sie sich das Video „Feucht-heiße Nierenauflage" ansehen.

Mögliche Zusätze

Schachtelhalmkraut. Schachtelhalmkraut (Equiseti herba) dient zur Unterstützung der Ausscheidung und wird folgendermaßen hergestellt: 2 Esslöffel Schachtelhalm zusammen mit 250 ml kaltem Wasser langsam zum Kochen bringen, auf kleiner Stufe gut 20 Minuten

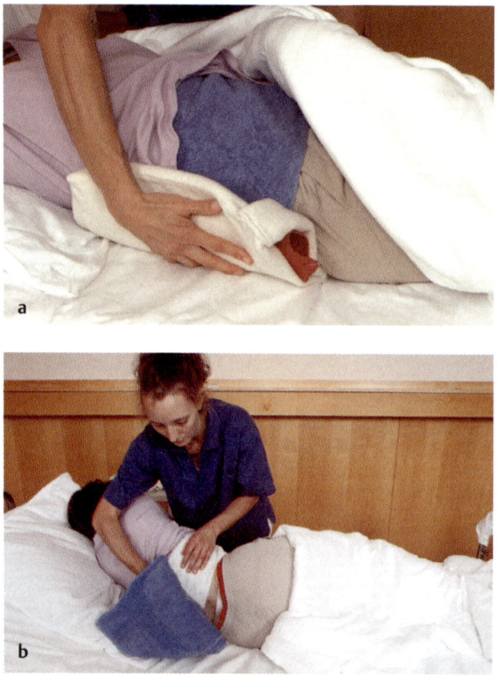

Abb. 3.9 ▪ **Feucht-heiße Nierenauflage. a** Anlegen des Innen- und Außentuchs. **b** Um die Wärmewirkung zu verlängern, kann eine Wärmflasche auf das Außentuch gelegt werden.

köcheln lassen und dann durch ein Sieb in die Schüssel abgießen.

3.1.5 Dampfkompresse

Eine Dampfkompresse ist eine feucht-heiße Auflage (mit oder ohne Zusatz), bei der die heiße Nässe des Innentuchs als Dampf eine trockene Tuchschicht durchströmt, so dass ihre sehr intensive Wärme noch besser auf der Haut vertragen wird und etwas länger anhält. Es können nur Auflagen (Kompressen) auf diese Weise gemacht werden, keine zirkulären Wickel.

Indikationen und Kontraindikationen

Grundsätzlich sind sowohl die Indikationen als auch die Kontraindikationen wie für feucht-heiße Wickel und Auflagen (S. 25 – 27).

Material

Das Material entspricht dem für feucht-heiße Wickel und Auflagen (S. 24). Zusätzlich wird benötigt:

- 2 Gummiwärmflaschen,
- 1 Flanelltuch oder 1 dünnes Molton als Zwischentuch (ca. doppelt so groß wie die gewünschte Auflagefläche).

Durchführung

Zunächst wird das Zwischentuch zwischen den zwei mit sehr heißem Wasser flach gefüllten Gummiwärmflaschen vorgewärmt. Dann das Innentuch zur gewünschten Größe legen, möglichst 4 – 6fach, und wie im Abschnitt zu den feucht-heißen Wickeln und Auflagen beschrieben nass machen (S. 24).

Das vorgewärmte, trockene Zwischentuch wird auseinander gefaltet, die gut ausgewrungene Innentuchrolle aus ihrem Auswringtuch ausgepackt, auf die Mitte des Zwischentuchs gelegt und glattgestrichen (**Abb. 3.10 a**). Das Innentuch wird nun so in das Zwischentuch eingepackt, dass dabei die Tuchränder alle auf der Oberseite eingefaltet werden (**Abb. 3.10 b**). An der Unterseite bedeckt nur eine Zwischentuchschicht das feuchte Innentuch.

Die fertig vorbereitete Dampfkompresse nun noch einmal zusammenklappen und so zwischen die zwei sehr heißen Wärmflaschen legen, dass die Kompresse mit der einschichtig bedeckten Seite an den Wärmflaschen zu liegen kommt und bis zum Anlegen heiß gehalten wird (**Abb. 3.10 c – d**). Die Dampfkompresse wird, nach den in den Abschnitten zu den feucht-heißen Wickeln genannten Wärmeverträglichkeitstests, in ihrer ganzen Fläche mit eben dieser Seite auf die Haut aufgelegt. Weiter wie bei feucht-heißen Wickeln (S. 24).

3.1.6 Tipps zur Dampfkompresse bei Kindern

Material

Bei Kindern 2 Waschhandschuhe verwenden: Davon einen mit heißem Wasser tränken, gut auswringen, doppelt legen und in den zweiten (trockenen) Waschhandschuh einschieben.

Mögliche Zusätze

Kräuteraufguss. Bei Dampfkompressen wasserlösliche Zusätze verwenden, am besten einen Kräuteraufguss:

- **Kamillentee:** Bauchweh, Blähungen, Unruhe (Bauchkompresse),
- **Thymiantee:** Erkältungen und Husten (Brustauflage),
- **Schafgarbe**: Blähungen und Verdauungsstörungen (Bauchkompresse).

3.1.7 „Ruckzuck"-Dampfkompresse

Die Variante „Ruckzuck"-Dampfkompresse hat ihren Namen aufgrund der schnellen Wickelzubereitung und -anwendung. Gerne wird er auch, wegen der kleineren Wickelgröße, bei Kindern angewandt.

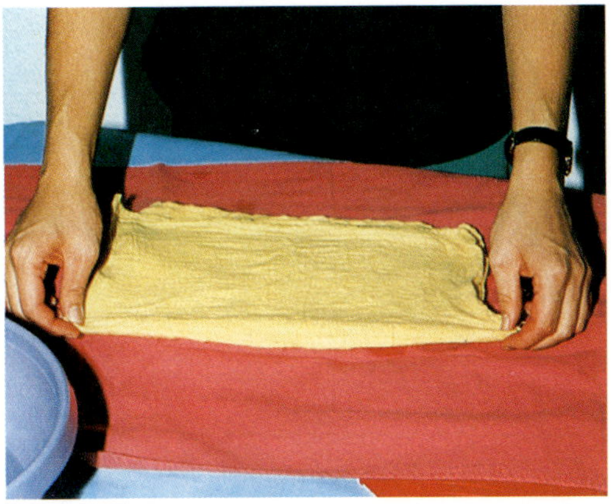

a Das vorgewärmte, trockene Zwischentuch wird auseinander gefaltet, die nass, aber gut ausgewrungene Innentuchrolle wird aus ihrem Auswringtuch ausgepackt, auf die Mitte des Zwischentuchs gelegt und glattgestrichen.

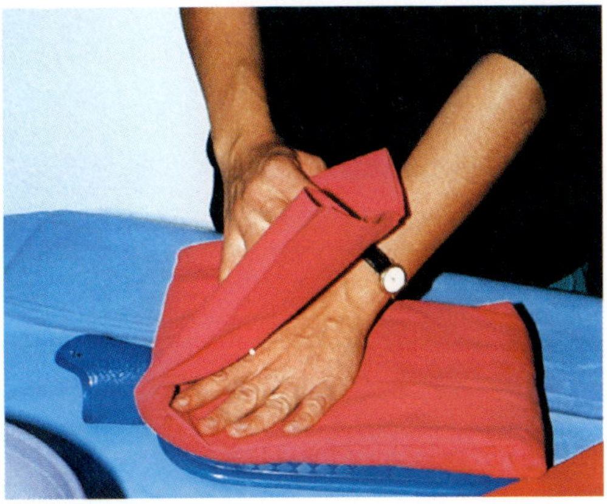

b Das Innentuch wird so in das Zwischentuch gelegt, dass die Tuchränder alle auf der Oberseite eingefaltet werden.

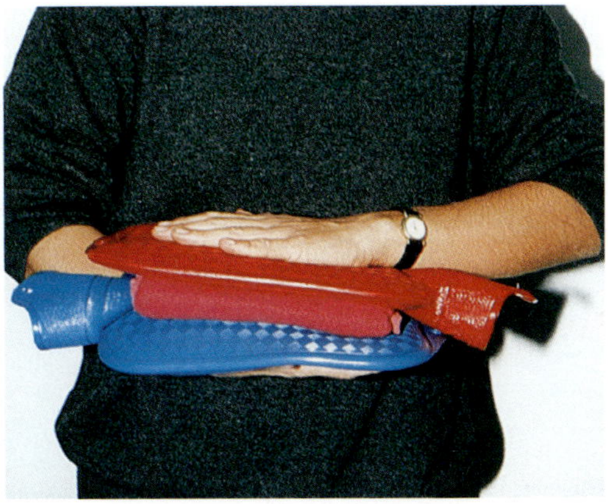

c Die fertige Dampfkompresse wird zwischen 2 Wärmflaschen gelegt, um bis zum Anlegen heiß zu bleiben.

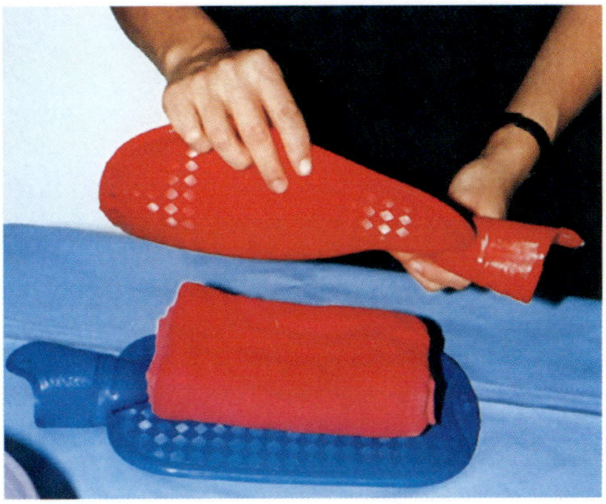

d Sie wird zwischen diesen Wärmflaschen zum Bett der Patientin gebracht.

Abb. 3.10 ▪ **Dampfkompresse.** Bei der Dampfkompresse durchströmt die heiße Nässe des Innentuchs als Dampf eine trockene Tuchschicht, so dass ihre sehr intensive Wärme noch besser auf der Haut vertragen wird und etwas länger anhält.

Indikationen

Indikationen für eine „Ruckzuck"-Dampfkompresse sind:

- Leberfunktions-Unterstützung, Blähungen, Verstopfung, Unruhe und Schlafstörungen (Leberkompresse),
- Atemunterstützung, Schleimlösung und Hustenreizlinderung (Brustauflage),
- Verspannung (Nackenauflage),
- Harnverhalt (Blasenauflage)

Kontraindikationen

Kontraindikationen für eine „Ruckzuck"-Dampfkompresse sind:

- akut entzündliche Prozesse im Bauchraum (z.B. Blinddarmentzündung),
- Fieber (vor allem während des Fieberanstiegs),
- fortgeschrittene arterielle Durchblutungsstörungen.

M *Bei schweren Grunderkrankungen muss die Anwendung vorher mit dem Arzt abgeklärt werden. Bei alten, gelähmten und sensibilitätsbeeinträchtigten Personen sollte sie nur mit besonderer Sorgfalt hinsichtlich der Wärme angewendet werden.*

Material

Folgendes Material wird benötigt (**Abb. 3.11 a**):

- 2 Frottier-Waschhandschuhe,
- 1 Badetuch oder Stecklaken als Außentuch,
- 1 Auswringtuch,
- 1 kleine Schüssel,
- Wasserkocher mit ca. 1 Liter sehr heißem Wasser,
- 2 Gummiwärmflaschen (müssen mindestens auf einer Fläche glatt, d. h. ohne Lammellen sein).

Durchführung

Beispiel Leberkompresse. Das Außentuch wird längs auf eine Breite von ca. 25 cm gefaltet. Die Person legt sich mit dem Rücken (auf Taillenhöhe) darauf. Beide Wärmflaschen ganz flach mit einem Teil des heißen Wassers füllen, mit den glatten Seiten aufeinanderlegen und einen der beiden Waschhandschuhe dazwischenlegen.

Den anderen Waschhandschuh aufrollen und in ein kleines Auswringtuch wickeln, dies dann in der Schüssel mit heißem Wasser übergießen und gut auswringen. Den nassen Waschhandschuh doppelt legen, in den trockenen angewärmten Waschhandschuh flach einschieben und zwischen den heißen Wärmflaschen warm halten.

Alles zusammen ans Bett der Person nehmen. Nun die Wärmeverträglichkeit der Waschhandschuh-Dampfkompresse an der eigenen Handgelenk-Innenseite prüfen und vorsichtig auf die Leberregion auflegen. Die Dampfkompresse sofort wieder entfernen, wenn sie die Person selbst als zu heiß empfindet. Sobald die Wärme gut vertragen wird, das schon bereitliegende Außentuch zirkulär und satt angeschmiegt um den Leib wickeln (**Abb. 3.11 b**). Eine der Wärmflaschen kann nun (nachdem sie noch mit einem Wärmeschutz umhüllt wurde) auf das Außentuch aufgelegt werden.

Die Person wird sorgfältig zugedeckt. Vor allem die Füße warm halten, gegebenenfalls hier die andere Wärmflasche (eingepackt) anlegen.

Anwendungsdauer und -häufigkeit. Die Kompresse mindestens zehn Minuten auflegen oder bis die Person sie nicht mehr als angenehm empfindet. Die Anwendung wird 1 × täglich für maximal 3 – 4 Wochen durchgeführt und dann pausiert.

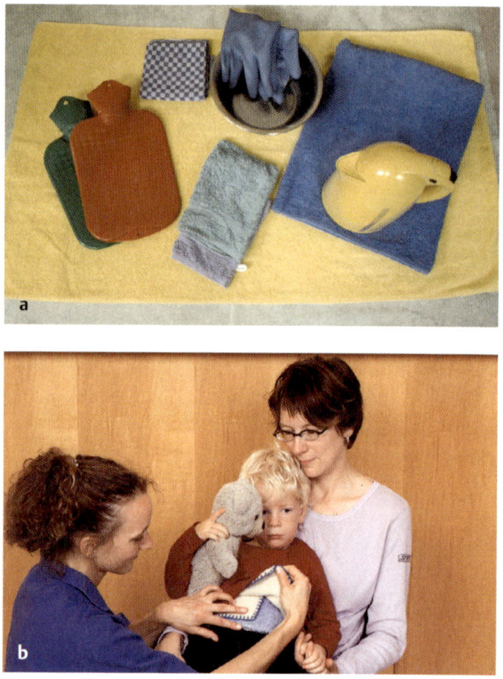

Abb. 3.11 ▪ **„Ruckzuck"-Dampfkompresse.** **a** Material. **b** Sobald die Wärme gut vertragen wird, wird die Kompresse angelegt und das Außentuch zirkulär und satt angeschmiegt um den Körper gewickelt.

Nachbereitung. Nach dem Abnehmen der Dampfkompresse noch mit dem trockenen Außentuch umhüllt und warm zugedeckt für ca. 15 Minuten nachruhen.

Um die Inhalte zu vertiefen, können Sie sich das Video „Ruck-Zuck-Dampfkompresse" ansehen.

3.2 Kartoffelauflage

Indikationen

Die Indikationen entsprechen denen bei feucht-heißen Wickeln und Auflagen (S. 25 – 27). Die Wärmewirkung hält jedoch sehr viel länger an (Auflage kühlt nicht aus), so dass die Kartoffelauflage besonders geeignet ist, wenn eine intensive, tiefe Durchwärmung und Muskelentspannung gewünscht wird (z. B. bei schmerzhaften Nacken- und Rückenverspannungen). Bekannt sind auch Halswickel mit heißen Kartoffeln bei Halsschmerzen (sofern sie nicht schon sehr akut entzündlich sind, dann lieber kühle Wickel) sowie bei Mumps.

Kontraindikationen

Die Kontraindikationen entsprechen denen bei feucht-heißen Wickeln (S. 25 – 27). Vorsicht ist geboten bei akuten Rückenschmerzen, bei denen bereits eine Nervenwurzelreizung oder -entzündung vorliegt. Dann können Kartoffelanwendungen (wie auch andere intensiv-heiße

Anwendungen, z. B. Fango) zu heiß sein und den Krankheitsprozess dramatisch verschlimmern! Anwendungen mit heißen Kartoffeln eignen sich nicht für Personen, die auf sehr intensive Wärme besonders empfindlich reagieren.

Material

Folgendes Material wird benötigt (**Abb. 3.12 a**):

- 500 g in der Schale weich gekochte und noch heiße Kartoffeln,
- 1 Geschirrtuch oder 1 Mullwindel als Innentuch,
- etwas Zellstoff oder Küchenpapier,
- 1 Außentuch (z. B. ein ca. 40 cm breiter Wollschal oder ein Dusch-/Badetuch).

Durchführung

Beispiel einer Nackenauflage. Das Innentuch ausbreiten und ein Blatt Küchenpapier in der Mitte auflegen. Die ganzen und ungeschälten Kartoffeln auf das Papier und ein zweites Blatt auf die Kartoffeln legen (verhindert ein Festkleben der Kartoffelmasse am Stoff, **Abb. 3.12 b**). Dann die Tuchränder so über die Kartoffeln einschlagen, dass ein rechteckiges Päckchen (ca. 13 × 25 cm groß) entsteht, das an der unteren Seite nur von einer Stoffschicht bedeckt ist; diese wird nachher auf die Haut gelegt. Nun die Kartoffeln im Päckchen zerquetschen, so dass es 2 – 3 cm dick und gleichmäßig mit Kartoffelmasse ausgefüllt ist (**Abb. 3.12 c**). Die Kartoffelauflage ist wahrscheinlich zunächst noch zu heiß, um sofort aufgelegt zu werden.

Solange das Päckchen etwas abkühlt, das Bett vorbereiten und die Befestigung zurechtlegen: Das Außentuch (oder ein auf die entsprechende Breite gelegtes Badetuch) wird wie ein „V“ auf das Kopfkissen gelegt. Die Kartoffelauflage darauf zurechtlegen – dabei zeigt die Seite, die auf die Haut kommen soll, nach oben (**Abb. 3.13**).

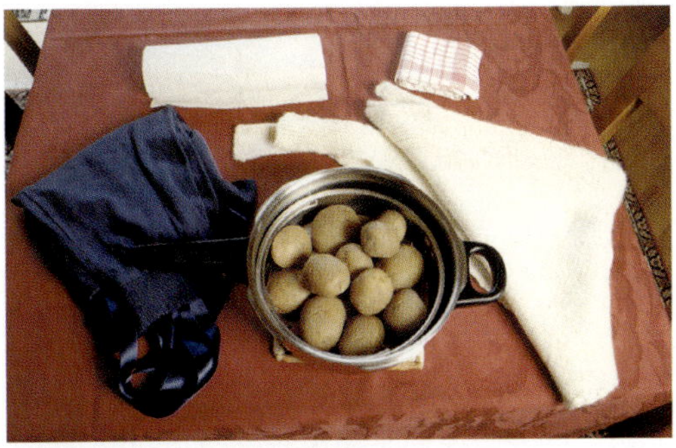

a Material für eine Kartoffelauflage.

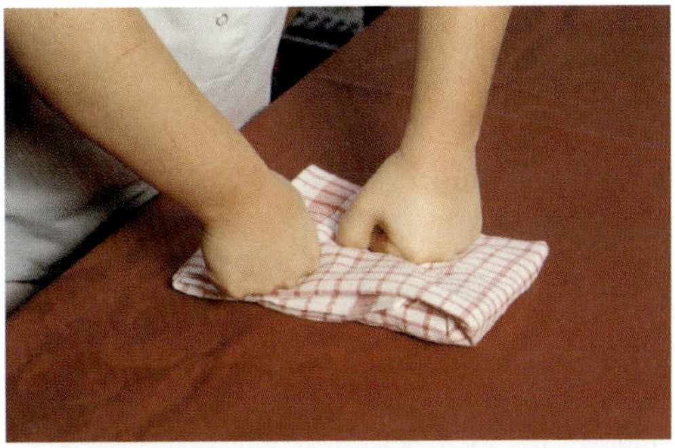

c Die Innentuchränder werden so gefaltet, dass ein rechteckiges Päckchen (ca. 13 × 25 cm) entsteht, das an der unteren Seite nur von einer Tuchschicht bedeckt ist. Die Kartoffeln werden im Päckchen zerquetscht, so dass es 2 – 3 cm dick und gleichmäßig mit Kartoffelmasse ausgefüllt ist.

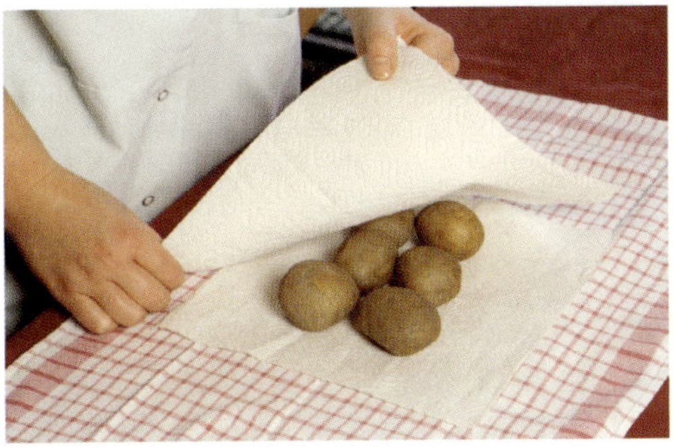

b Das Innentuch wird ausgebreitet und auf die Mitte ein Küchenpapier gelegt. Die gekochten, ungeschälten Kartoffeln werden darauf gelegt und mit einem zweiten Küchenpapier bedeckt.

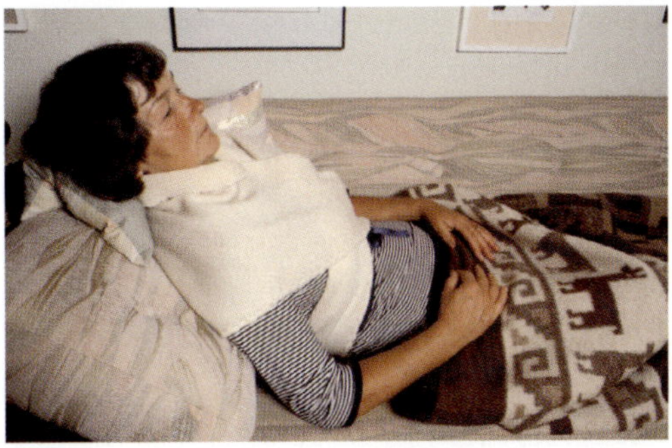

d Die nach oben zeigenden Enden des zu einem „V“ gelegten Außentuchs werden über die Schultern nach vorne über die Brust gelegt und straff überkreuzt, so dass sich die Kartoffelauflage am Nacken satt anschmiegt.

Abb. 3.12 ▪ **Kartoffelauflage.** Sie ist besonders geeignet, wenn eine intensive, tiefe Durchwärmung und Muskelentspannung erreicht werden soll.

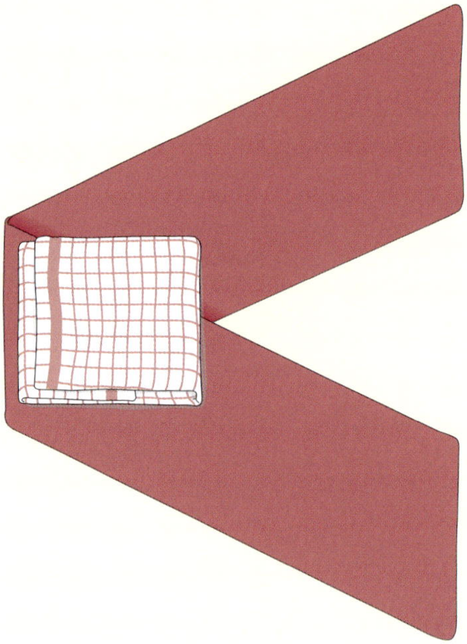

Abb. 3.13 ▪ In „V"-Form gelegtes Außentuch. In die Mitte des Außentuchs wird die Kartoffelauflage gelegt. Dabei zeigt die Seite, die auf die Haut kommen soll, nach oben.

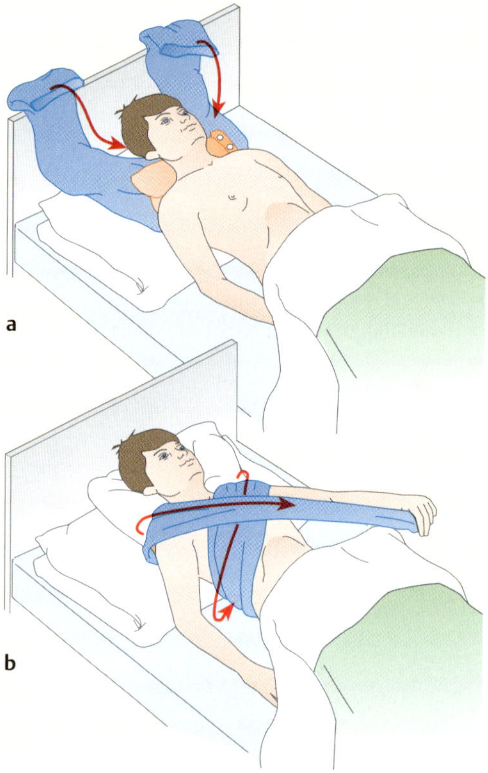

Abb. 3.14 ▪ Befestigungstrick. a Eine Strumpfhose (Leggins, Schlafanzughose o. ä.) mit dem Hosenteil von hinten am Rücken anlegen. **b** Die Hosenbeine über die Schulter legen, vor der Brust überkreuzen, dann wieder unter den Armen nach hinten führen, seitlich am Rücken so verknoten, dass das Hosenteil stramm fixiert ist und die Auflage nicht abrutschen kann.

Die Wärme zuerst sorgfältig mit der Pulsseite des eigenen Unterarms prüfen, bevor das Kartoffelpäckchen auf den Nacken oder Rücken aufgelegt wird. Nach dem Anlegen der Kartoffelauflage verstärkt sich typischerweise die Wärme nochmals und kann dann plötzlich unerträglich heiß erscheinen. Dann muss sie rasch wieder entfernt und noch ein bisschen gewartet werden. Die Anwendung muss wohl tun und gut auszuhalten sein.

Die Kartoffelauflage wird nun folgendermaßen am Nacken befestigt: Die nach oben zeigenden Enden des zu einem „V" gelegten Außentuchs über die Schultern nach vorne über die Brust legen und straff überkreuzen, so dass sich die Kartoffelauflage am Nacken satt anschmiegt (**Abb. 3.12 d**).

Oberkörper, Schultern und Arme bedeckt halten, T-Shirt o. ä. nach Möglichkeit wieder überziehen und zudecken. Man soll sich am ganzen Körper warm fühlen.

P *Befestigungstrick für Kartoffel-Nackenauflage (im Sitzen): Strumpfhose (Leggins, Schlafanzughose o. ä.) mit dem Hosenteil von hinten am Rücken anlegen, Hosenbeine über die Schulter legen, vor der Brust überkreuzen, dann wieder unter den Armen nach hinten führen, seitlich am Rücken so verknoten, dass das Hosenteil stramm fixiert ist und die Kartoffelauflage nicht abrutschen kann. So schmiegt sich das Päckchen gut an Schultern und Nacken an und rutscht nicht ab (***Abb. 3.14***). T-Shirt wieder überziehen, den Schulter-Nacken-Bereich mit einem Dreieckstuch oder einem (wie oben beschrieben) in „V"-Form gelegten Außentuch warm halten (s.* ***Abb. 3.12 d****).*

Anwendungsdauer und -häufigkeit. So lange, wie die Auflage sich angenehm anfühlt. Möglicherweise schläft die Person darüber ein, dann wird das Kartoffelpäckchen erst nach dem Aufwachen wieder entfernt. Die Auflage wird solange die Beschwerden anhalten maximal 1 × täglich angewendet.

Nachbereitung. Nach Abnahme der Kartoffelauflage nachruhen und sich warm halten.

3.3 Heublumensäckchen

Indikationen

Indikationen für ein Heublumensäckchen sind:
- Verspannungen,
- Muskel- und Gelenkschmerzen,
- Unterstützung der Leberfunktion,
- Obstipation.

Kontraindikationen

Kontraindikationen für ein Heublumensäckchen sind:
- akut entzündliche Prozesse (S. 26),
- starke Allergieneigung (Heuschnupfen).

Material

Folgendes Material wird benötigt (**Abb. 3.15 a**):
- Heublumen,
- 1 Stoffsäckchen aus dünner Baumwolle oder Leinen (oder ein von der Apotheke bezogener Heusack),
- Nähzeug,
- 1 Zwischentuch (etwas größer als das Säckchen),
- 1 Außentuch (breiter Wollschal, Molton, Bade- oder Duschtuch),
- evtl. 1 Schlafanzug- oder Jogginghose zum Befestigen,
- 1 Dampfdrucktopf mit Siebeinsatz oder 1 breiter Kochtopf und 1 Nudelsieb.

Durchführung

Das Stoffsäckchen bis etwas über die Hälfte mit Heublumen füllen (nicht zu prall, damit es sich an den Körper gut anpassen kann) und zunähen. Im Dampfdrucktopf nur wenig Wasser unter den Siebeinsatz einfüllen. Das Heublumensäckchen selbst soll nicht im Wasser liegen, sondern nur vom heißen Dampf durchdrungen werden. Bei verschlossenem Topf einmal kurz den Dampfdruck aufbauen lassen, dann gleich abschalten. Variation: Das Heublumensäckchen in einem (Nudel-)Sieb über einem breiten, zu $^{1}/_{3}$ mit Wasser gefüllten Kochtopf legen. 10 – 15 Minuten vom heißen Wasserdampf durchströmen lassen, hin und wieder wenden (Vorsicht: Verbrühungsgefahr!).

Nackenauflage. Während die Heublumen im Dampfdrucktopf erwärmt werden, wird das längliche (Woll-) Außentuch in „V"-Form auf das Kopfkissen gelegt (s. **Abb. 3.13**). Am besten nimmt man den Kochtopf mit ins Zimmer oder ans Bett. Die Person, welche die Anwendung bekommen soll, liegt auf dem Außentuch bereit.

Nun wird das vom Wasserdampf befeuchtete und erhitzte (aber nicht nasse!) Heublumensäckchen dem Topf entnommen und ganz vorsichtig aufgelegt. Dabei die Wärmeverträglichkeit sorgfältig prüfen und so lange das Säckchen immer wieder von der Haut abheben, bis die Wärme gut vertragen wird. Weil Heublumen Flecken hinterlassen können, wird ein kleines Zwischentuch auf das Heublumensäckchen gelegt und das T-Shirt oder die Kleidung darüber glatt gezogen (**Abb. 3.15 b**).

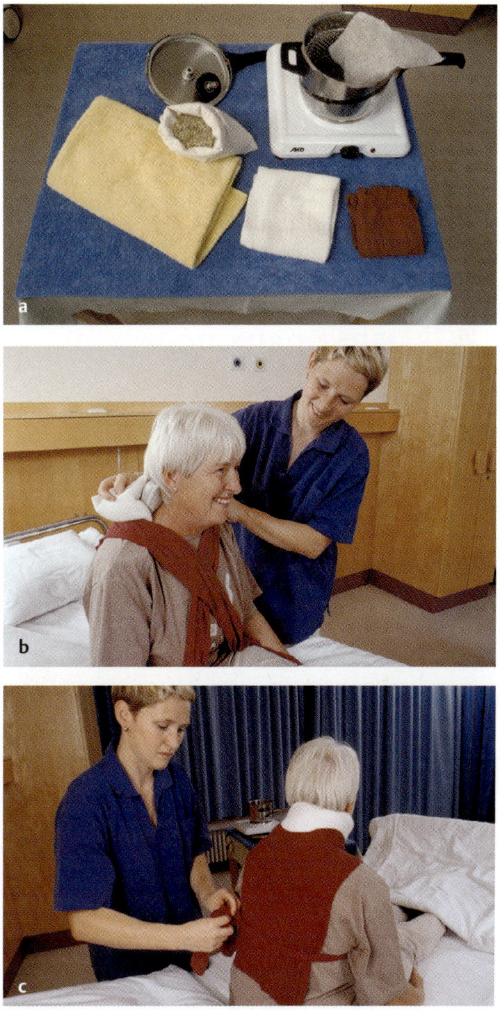

Abb. 3.15 ▪ **Heublumensäckchen. a** Material. **b** Weil Heublumen Flecken hinterlassen können, wird ein kleines Zwischentuch auf das Heublumensäckchen gelegt und das T-Shirt oder die Kleidung darüber glatt gezogen. **c** Mit einer Strumpfhose wird das Säckchen im Nacken fixiert.

Nochmals muss sichergestellt werden, dass die Wärme gut vertragen wird. Die Person kann sich nun auf das Außentuch zurücklegen und die nach oben zeigenden Enden des als „V" gelegten Tuchs straff über Schultern und Brustkorb ziehen, so dass das Tuch glatt und dicht über dem Heublumensäckchen anliegt. Mit einem gestrickten Dreieckstuch oder einer Strumpfhose lässt sich das Heublumensäckchen ebenfalls gut anschmiegen (**Abb. 3.15 c**).

Leberauflage. Man verfährt wie oben beschrieben, legt das Außentuch zuvor im Bett unter der Person ungefähr in Taillenhöhe bereit, legt dann das Säckchen auf die Leberregion auf, deckt mit dem Zwischentuch ab und befestigt alles mit dem Außentuch zirkulär um den Rumpf.
Anwendungsdauer und -häufigkeit. Das Heublumensäckchen so lange angelegt lassen, wie es als angenehm empfunden wird. Die Auflage wird 1 × täglich kurmäßig über 5 – 15 Tage angewendet.

Nachbereitung. Nach dem Abnehmen wird die Person ins Außentuch eingehüllt und warm gehalten. Es sollte ca. 15 Minuten geruht und dem Empfinden im Nacken (oder Bauch) „nachgelauscht" werden. Das Heublumensäckchen sollte bei mehrmaliger Verwendung stets gut getrocknet werden, da es zu Schimmelbildung neigt (zum Trocknen luftig aufhängen). Es kann noch ca. 2 – 3 mal wiederverwendet werden .

3.4 Leinsamenkompresse

Indikationen

Indikationen für eine Leinsamenkompresse sind:
- Schnupfen,
- Stirn- und Kiefernhöhlenentzündung,
- Gerstenkorn,
- oberflächliches Furunkel (unter medizinisch fachkundiger Beobachtung),
- müde, verspannte Augen(-muskulatur).

Eine Leinsamenkompresse kann auch anstelle einer Kartoffelauflage (S. 32) angewendet werden, wenn diese für den betreffenden Fall zu intensiv erscheint (z. B. als Brustauflage bei Kindern mit Husten).

P *Bei Wöchnerinnen können Leinsamenkompressen auf die Brust aufgelegt werden, wenn sich beim Milcheinschuss die Milchdrüsen verhärten und so ein Stau entsteht. Nur für ein paar Minuten anwenden, bevor das Kind angelegt wird. Wenn die Verhärtungen (Knoten) sich jedoch heiß und entzündlich anfühlen, muss gekühlt werden (z. B. mit zimmerwarmen Quark, S. 60).*

Kontraindikationen

Eine Leinsamenkompresse sollte bei akuten Entzündungen, z. B. festsitzende Stirn- und Kieferhöhlenentzündung (wenn sich durch Wärme die Beschwerden verschlimmern) nicht angewendet werden.

Material

Folgendes Material wird für Stirnkompressen benötigt (**Abb. 3.16 a**):
- 1 Tassen geschroteter Leinsamen, mit 1 ¹/₄ Tassen Wasser,
- 1 kleiner Kochtopf,
- 1 Rührlöffel,
- 1 Kaffeelöffel,
- 5 – 6 Papiertaschentücher (oder Einmal-Teefilter, Küchenpapier oder Mullkompressen),
- 2 Gummiwärmflaschen,
- 1 Wollschal.

P *Es sollten keine Stofftaschentücher verwendet werden, da der Leinbrei sehr stark verklebt und die Tücher dann nicht mehr sauber zu bekommen sind.*

Durchführung

Eine Tasse geschroteten Leinsamen mit 1 ¹/₄ Tassen Wasser aufkochen. 5 – 10 Minuten unter Rühren ausquellen lassen, bis sich der Brei zäh und dick vom Löffel löst (**Abb. 3.16 b**).

M *Geschroteter Leinsamen wird wegen des hohen Fettgehalts schnell ranzig. Bei Verwendung von ungeschrotetem Leinsamen, muss der Kochvorgang verlängert werden.*

1 Esslöffel Leinbrei in die Mitte des Tüchleins geben, auf ca. 7 × 7 cm ausstreichen, die Ränder alle nach einer Seite einschlagen und das Päckchen platt drücken (**Abb. 3.16 c**). Die 5 – 6 fertigen Kompressen, zwischen zwei flach und heiß gefüllte Wärmflaschen gelegt, mit ans Bett nehmen. Die erkrankte Person soll sich entspannt hinlegen. Eine Leinsamenkompresse mit der nur einschichtig bedeckten Seite auf die Haut (z. B. Stirn und Nasenrücken) legen (Vorsicht: heiß!), eventuell nochmals kurz entfernen, bis die Temperatur besser verträglich ist, dann mit einem Schal warm halten (**Abb. 3.16 d**).

M *Wenn sich die intensive Wärme im Gesicht unangenehm anfühlt, muss die Behandlung unverzüglich abgebrochen werden.*

Wird eine Leinsamenkompresse an anderen Körperstellen aufgelegt (z. B. auf die Brust), wird das Päckchen mit einem Zwischentuch abgedeckt, mit einem Außentuch umwickelt und warm gehalten.
Anwendungsdauer und -häufigkeit. Sobald die erste Leinsamenkompresse nach einigen Minuten nicht mehr warm genug ist, diese abnehmen und ein frisches Päckchen auflegen, bis nach und nach alle Leinsamenkompressen zwischen den Wärmflaschen aufgebraucht sind. Die Kompresse wird solange die Beschwerden anhalten ein- bis mehrmals täglich angewendet.
Nachbereitung. Noch mindestens eine Stunde im Warmen bleiben und die benutzten Päckchen in den Restmüll geben.

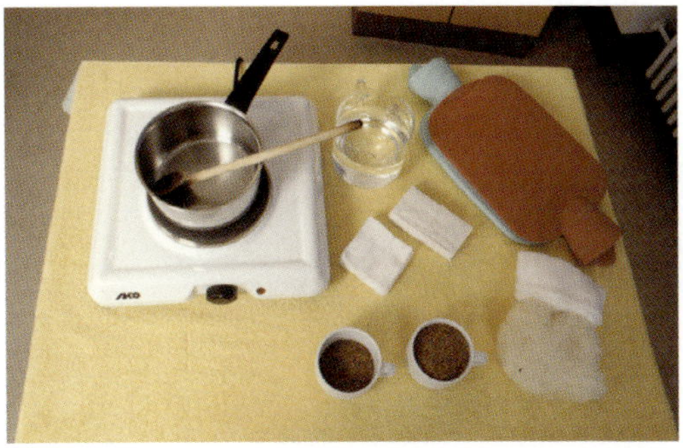

a Material für eine Leinsamenkompresse.

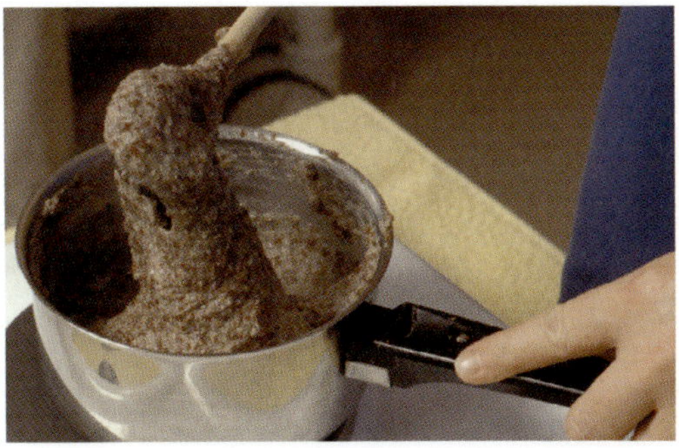

b Eine Tasse geschroteten Leinsamen mit 1 1/4 Tassen Wasser aufkochen. 5 – 10 Minuten unter Rühren ausquellen lassen, bis sich der Brei zäh und dick vom Löffel löst.

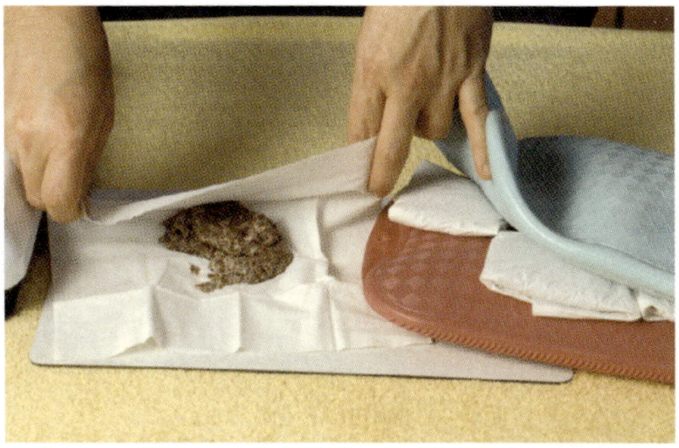

c 1 Esslöffel Leinbrei in die Mitte des Tüchleins geben, auf ca. 7 × 7 cm ausstreichen, die Ränder alle nach einer Seite einschlagen und das Päckchen platt drücken. Es werden ca. 5 – 6 dieser Päckchen hergestellt und zwischen 2 heiß gefüllten Wärmflaschen warmgehalten.

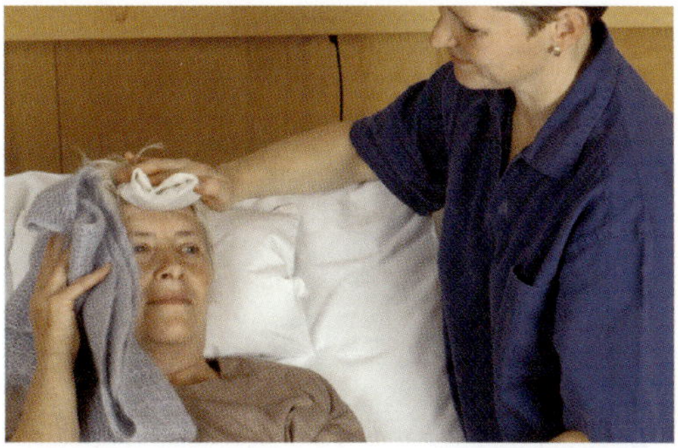

d Eine Leinsamenkompresse mit der nur einschichtig bedeckten Seite auf die Haut legen, eventuell nochmals kurz entfernen, bis die Temperatur besser verträglich ist und dann mit einem Schal warm halten.

Abb. 3.16 ▪ **Leinsamenkompresse.** Herstellung einer Stirnkompresse.

4 Temperierte Wickel und Auflagen (milde Wärmeanwendungen)

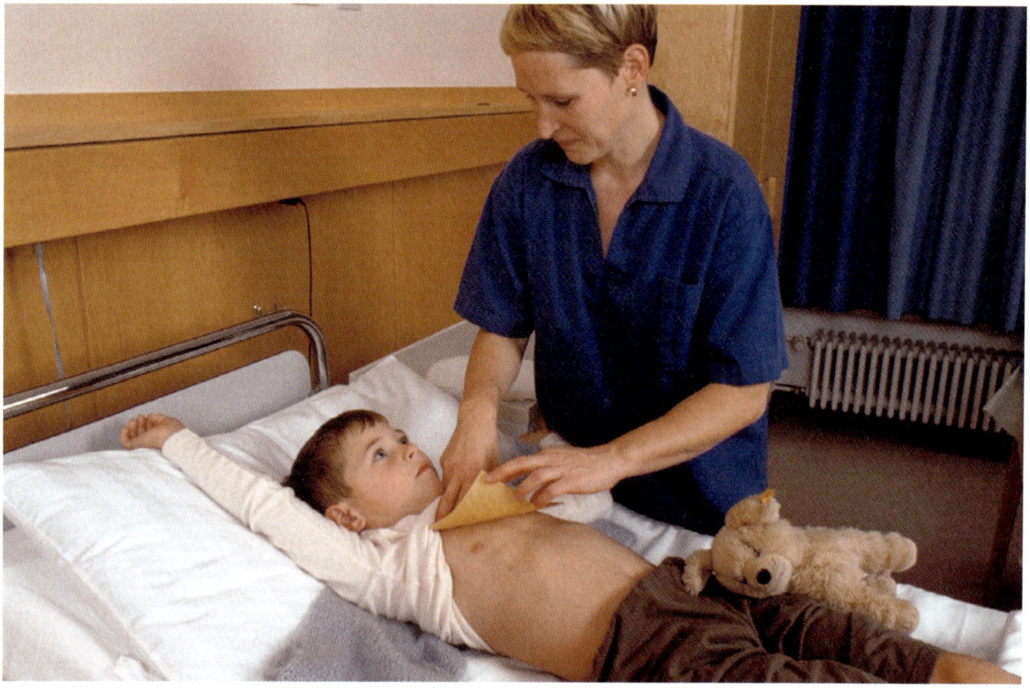

Während bei den heißen Wickeln und Auflagen die intensive Wärmewirkung im Vordergrund steht und Zusätze eher eine zweitrangige Rolle bei der Wirkung spielen (Ausnahme: Heublumensäckchen), sind Zusätze bei der Wirkung von temperierten Anwendungen durchaus von Bedeutung.

Wirkung. Die Wärmewirkung ist dabei eher mild und fördert die Wirkstoffaufnahme der Zusätze über die Haut. Die Zusätze verursachen eine lokale Hautreaktion bestimmter Hautsegmente oder gelangen über die feinen Blutgefäße der Haut in den Organismus und entfalten ihre Wirkung auf bestimmte Organe und Funktionen.

Vorteile. Die Vorteile dieser Anwendungen:

- besonders bei empfindlichen und gefährdeten Personengruppen ist hier die Gefahr des Verbrennens oder Verbrühens ausgeschlossen,
- die Wickel und Auflagen können im allgemeinen beliebig lange angelegt bleiben, da sie – richtig angelegt – nicht unter die Körpertemperatur absinken und die Patienten nicht auskühlen können,
- der Arbeitsaufwand ist gering, wenn man erst einmal das nötige Grundmaterial dazu beschafft hat.

Allerdings erfordern diese Anwendungen ein ausreichendes Wissen über Wirkung und mögliche Nebenwirkungen der verwendeten Zusätze (insbesondere der ätherischen Öle oder der Inhaltsstoffe von Salben) und große Sorgfalt in Bezug auf die Dosierung und Häufigkeit der Anwendungen.

Arten. Zu den temperierten Wickel und Auflagen gehören:

- Ölkompresse,
- Zwiebelauflage,
- Quarkauflage,
- Salbenkompresse,
- Bienenwachskompresse,
- Kamillenkompresse.

4.1 Ölkompresse

Ölkompressen sind sehr beliebte, spontan einsetzbare Anwendungen. Ölkompressen aus Gemischen mit ätherischen Ölen sprechen viele Patientinnen wegen ihres – insbesondere in der Krankenhausumgebung – angenehmen Dufts positiv an und sind bei vielerlei Befindlichkeitsstörungen hilfreich. Die Wirkstoffe werden nicht nur über die Haut aufgenommen, sondern auch über den Geruchssinn (Aromatherapie). **Abb. 4.1** zeigt die Herstellung von Johannisöl.

Indikationen

Verschiedene Ölkompressen, deren Indikation, Auflagestelle und Dosierung sind in **Tab. 4.1** zusammengefasst.

Kontraindikationen

Kontraindikationen von Ölkompressen sind:

- Abneigung der betreffenden Person gegen einen bestimmten Duft,
- allergische Reaktionen auf vielerlei Düfte und Substanzen (Hauterscheinungen, Asthma),
- allgemeine, erhöhte Reizbarkeit und Krampfneigung,
- Behandlung nach den Regeln der klassischen Homöopathie.

Bei Schwangeren sollten Ölkompressen nur bei normalem Schwangerschaftsverlauf und mit größter Vorsicht angewendet werden.

M *Kinder können gegenüber Öldüften empfindlich reagieren, hier sollten Ölkompressen mit Vorsicht angewandt werden (bezüglich der Dosierung fachlichen Rat einholen). Olivenölkompressen können jedoch bereits bei Säuglingen unbedenklich angewandt werden.*

P *Testen Sie bei Erwachsenen im Zweifelsfall die Verträglichkeit, indem Sie einen Tropfen des Ölgemisches auf die Haut an der Ellenbeuge auftragen und für 24 Stunden beobachten. Kommt es zu keiner Rötung oder Juckreiz an der Stelle, kann eine Kompresse mit diesem Öl angewendet werden.*

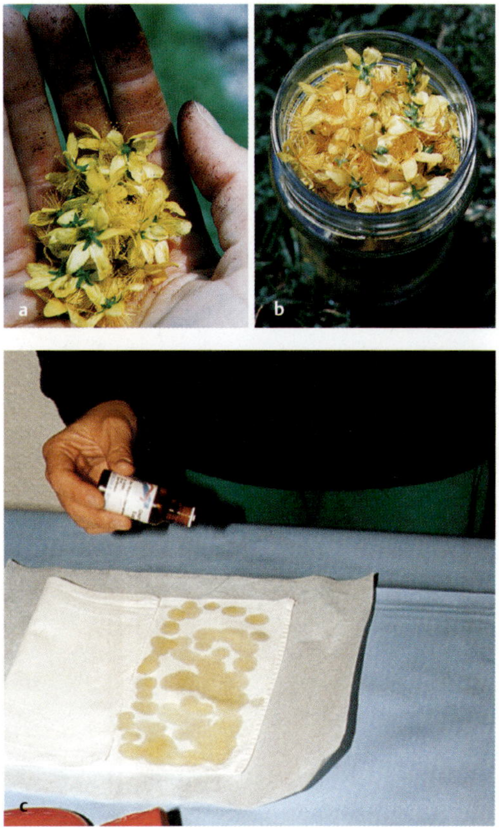

Abb. 4.1 ▪ **Herstellung Johanniskrautöl. a** Die frisch aufgeblühten Blüten pflücken. Dabei verfärben sich die Finger rötlich braun, was gleichzeitig bestätigt, dass man das Richtige sammelt. **b** Die Blüten in ein helles Schraubglas geben. **c** Die Blüten mit einem guten Olivenöl (extra virgine) übergießen, bis die Blütenmasse gut einen fingerbreit überdeckt ist. Das Glas zuschrauben, am Licht oder an der Sonne 4–5 Wochen stehen lassen und währenddessen ab und zu aufschütteln. Dann abseihen und zum Aufbewahren in eine dunkle Flasche abfüllen.

Material

Folgendes Material wird benötigt (**Abb. 4.2 a**):

- Öl bzw. Ölgemisch (möglichst in einer Tropfflasche),
- 1 Innentuch (z. B. 1 Leinenläppchen ca. 10 × 20 cm groß oder 1 weiches, doppelt gelegtes Papiertaschentuch),
- 1 wärmendes Zwischentuch (etwas größer als das Leinenläppchen; man kann auch 1 Stück in Gaze eingepackte Baumwollwatte nehmen),

Tab. 4.1 Indikationen und Auflagestellen verschiedener Ölkompressen

Öl	Indikation	Auflagestelle	Dosierung
Lavendelöl	▪ Husten ▪ Bronchitis ▪ Erkältung ▪ Nervosität und Unruhe ▪ Schlafstörungen (eher abends)	▪ Brust (Sternumbereich)	**Erwachsene:** 2–5%ig **Kinder ab 3 Jahre, Schwangere, alte Menschen:** 0,5–2%ig
„Melissenöl" (Oleum melissae indicae)	▪ Husten ▪ Bronchitis ▪ Erkältung ▪ Stress und Erschöpfung (eher tagsüber)	▪ Brust (Sternumbereich)	**Erwachsene:** 2–5%ig **Kinder ab 3 Jahre, Schwangere, alte Menschen:** 0,5–2%ig
Thymianöl	▪ starker Hustenreiz ▪ Keuchhusten ▪ Erkältung	▪ Brust (Sternumbereich)	**Erwachsene:** 2%ig **Kinder ab 3 Jahre, Schwangere, alte Menschen:** 0,5–max. 1%ig
Eukalyptusöl	▪ Harnverhalten ▪ Blasenentzündung ▪ Erkältung mit Husten	▪ Unterbauch (über der Blase) ▪ Brust (Sternumbereich)	**Erwachsene:** 2–5%ig **Kinder ab 3 Jahre, Schwangere, alte Menschen:** 2%ig
Johannisöl	▪ Nervenschmerzen ▪ Verspannungsschmerzen ▪ Ischialgie ▪ Trigeminusneuralgie ▪ Gürtelrose	▪ jeweils über der schmerzenden Zone	**Erwachsene:** pur **Kinder ab 3 Jahre, Schwangere, alte Menschen:** pur
Olivenöl (ohne Zusatz)	▪ wenn entkrampfende und lösende Wirkung bezweckt wird ▪ wenn ätherische Öle nicht vertragen werden ▪ sanfte Erwärmung	▪ Brust (Sternumbereich) ▪ Blase ▪ überall, wo auch eine Ölkompresse mit Zusatz angelegt würde	**Erwachsene:** pur **Kinder ab 3 Jahre, Schwangere, alte Menschen:** pur

Die Ölgemische sollten zu 95%, 98% bzw. 99% aus einem Pflanzenöl (z. B. Oliven- oder Sonnenblumenöl) und 1%, 2% bzw. 5% einer 100% reinen, natürlichen ätherischen Aromaöl-Essenz bestehen. Man bekommt fertige, 10%ige Öle in der Apotheke und muss diese entsprechend mit Olivenöl verdünnen oder man lässt es sich in einer Tropfflasche von der Apotheke in der entsprechenden Stärke ansetzen.

- 1 Außentuch (Woll- oder Badetuch, groß genug, um es rund um den Brustkorb oder den Unterkörper wickeln zu können),
- 2 Gummiwärmflaschen,
- etwas Butterbrotpapier.

P *Fehler und Missverständnisse (und entsprechende Negativfolgen für die Patientinnen) können vermieden werden, wenn man ein Fläschchen mit dem fertigen Ölgemisch in der korrekten Dosierung benutzt, anstatt jedes Mal das Gemisch neu herzustellen. Johannisöl ist ein Ölauszug, d. h. es kann, wie auch das reine Olivenöl, pur für Ölkompressen verwendet werden.*

Aufbewahrung. Die Ölgemische halten sich über viele Monate, wenn sie in dunklen Fläschchen mit einem Tropfaufsatz (muss öldurchgängig sein) aufbewahrt werden. Man entnimmt dann nur die gerade benötigte Menge und verunreinigt den Rest nicht durch das Zurückkippen von überschüssigem Öl in die Flasche. Ranzig gewordene Ölgemische dürfen nicht mehr verwendet werden.

Durchführung

Ein Stück Butterbrotpapier (ca. 3 mal so groß wie das Leinenläppchen) abschneiden, das Leinenläppchen darauflegen und zwei Gummiwärmflaschen flach mit heißem

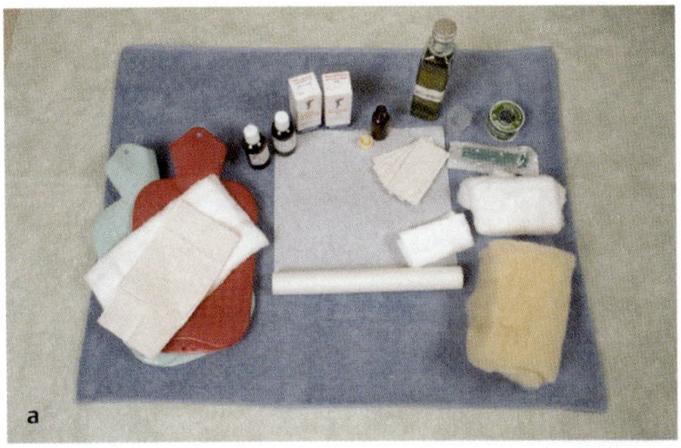

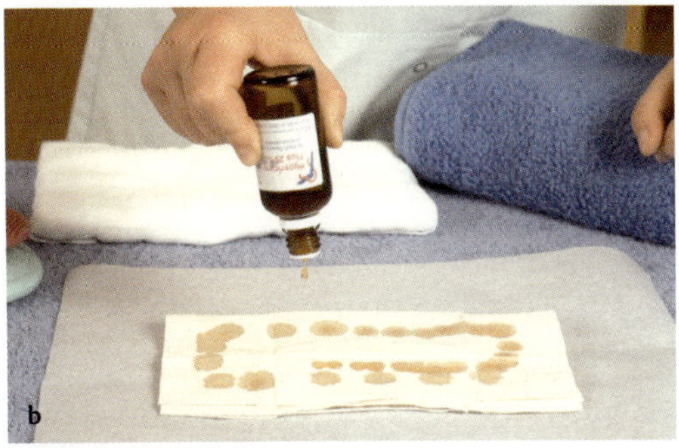

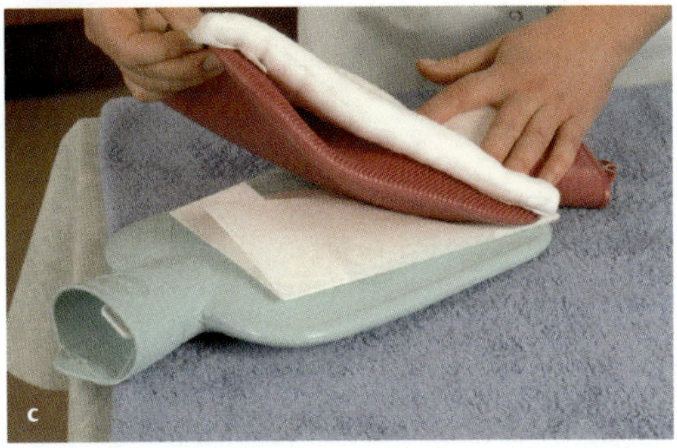

Abb. 4.2 ▪ **Ölkompresse. a** Material. **b** Ein Leinenläppchen wird auf Butterbrotpapier (ca. 3 × so groß) gelegt und mit ca. 40 – 50 Tropfen des Ölgemischs beträufelt. **c** Das Läppchen wird in das Butterbrotpapier eingepackt und zwischen 2 heißen Wärmflaschen angewärmt.

Wasser füllen. Das Läppchen mit ca. 40 – 50 Tropfen des Ölgemischs beträufeln, in das fettdichte Butterbrotpapier einpacken und zusammen mit dem Zwischentuch zwischen den heißen Wärmflaschen anwärmen (**Abb. 4.2 b – c**). Das fettdichte Butterbrotpapier (oder Alufolie) dient zum Schutz der Gummiwärmflaschen, die das ätherische Öl sonst als „Dauerduft" an sich binden würden. Wer keine Wärmflaschen zur Verfügung hat, kann die vorbereitete Ölkompresse auch auf einem Teller anwärmen, der auf einen Topf mit kochendem Wasser gelegt wird (s. **Abb. 4.3 d**).

M *Ölkompressen nie in der Mikrowelle erwärmen, da hierdurch die Qualität der Wirkstoffe gemindert wird. Statt dessen kann man jedoch 2 Teller in der Mikrowelle gut heiß werden lassen, vorsichtig mit Topflappen o. ä. herausnehmen und dann die fertig vorbereitete Ölkompresse zwischen den heißen Tellern anwärmen.*

Die Ölkompresse am besten zwischen den Wärmflaschen oder auf dem Teller zu der liegenden Person mitnehmen. Das Außentuch liegt bereits unter dem Körper ausgebreitet. Die Ölkompresse (sie soll nur körperwarm, aber nicht sehr heiß sein) ohne Papier mit der öligen Seite direkt auf die entsprechende Auflagestelle legen. Das ebenfalls angewärmte Zwischentuch kommt darüber und wird mit Kleidung fixiert. Dann den entsprechenden Körperteil mit dem Außentuch einhüllen. Nach Wunsch kann eine Wärmflasche außen auf das Außentuch gelegt werden. Es geht jedoch bei dieser Anwendung eher um eine milde als um eine intensive Wärmeanwendung. Die Patientin entsprechend zudecken, so dass der ganze Körper – insbesondere die Füße – warm sind.

M *Auf keinen Fall darf ein pures, 100 %iges ätherisches Öl als Ölauflage auf die Haut gebracht werden, da es hierdurch zu schlimmen Hautreizungen und unangenehmen Allgemeinreaktionen kommen kann.*

Anwendungsdauer und -häufigkeit. Eine Ölkompresse kann beliebig lange liegen bleiben (wenn sie wohltut, bis zu mehrere Stunden). Die Lavendel-, Melissen-, Eukalyptus- und Thymianöl-Kompresse grundsätzlich nur 1 × täglich anlegen und nach 5 Tagen für 2 Tage pausieren. Kompressen mit Oliven- oder Johanniskrautöl können 1 – 3 × täglich nach Bedarf angewendet werden.

Um die Inhalte zu vertiefen, können Sie die Videos „Ölkompresse im Nacken" und „Ölkompresse als Blasenauflage" ansehen.

4.1.1 Tipps zu Ölkompressen bei Kindern

Bei Kindern muss besonders auf die Dosierung geachtet werden. Die Dosierung der Ölgemische sollte je nach Öl erfolgen – manche Öle können 1 – 2 %ig angewendet werden, von anderen reichen 1 – 2 Tropfen des ätherischen Öls auf ein 30 ml Fläschchen Basisöl (s. **Tab. 4.1**). Es empfiehlt sich jedoch vor der Anwendung fachkompetenten Rat einzuholen.

P *Bei Kindern sollte nur die vorgewärmte Ölkompresse und keine zusätzliche Wärmflasche aufgelegt werden. Denkbar ist evtl. ein warmes Kirschkernsäckchen.*

Kirschkernsäckchen. Es ist eine beliebte Wärmequelle, weil das Kind auch damit spielen kann und das Säckchen

Geräusche macht. Das Kirschkernsäckchen kann mit einem Bezug versehen werden und nach der Entlassung eines Kindes in die Wäsche gegeben werden.

Duftsäckchen als Alternative zu Ölkompressen

Duftkissen eignen sich sehr gut für die Anwendung zu Hause.

Material
Zur Herstellung eines Duftsäckchens werden zunächst Stoffreste benötigt, um daraus Stoffsäckchen in beliebiger Größe und Form zu nähen. Für die Füllung eignen sich:

- **Lavendel**: beruhigend, entkrampfend, hustenreizlindernd,
- **Kamille**: krampflösend, beruhigend, lindert Ohrenschmerzen und hält die Schnupfennase frei,
- **Gänsefingerkraut**: wird unvermischt und pur verwendet, ergibt ein wohltuend entkrampfendes Kissen für den Bauch bei Bauchkrämpfen oder Menstruationsschmerzen (z. B. bei größeren Mädchen),
- **Melisse**: eignet sich sehr gut im Verhältnis 1 : 1 zu den o. g. Kräutern gemischt (guter Duftträger für andere Kräuter),
- **Dinkelspreu**: eignet sich gut, um einem Duftkissen Volumen zu geben, die Duftstärke aber mild und verträglich zu halten (nur gute Qualität verwenden, muss entstaubt sein).

P *Die Kräuter möglichst aus dem eigenen Garten, der Apotheke oder dem Naturkostladen besorgen. Wenn sie nicht aus hygienischen Gründen früher erneuert werden müssen, halten Duftsäckchen bis zu einem Jahr.*

4.2 Zwiebelauflage

Die Verwendung der Zwiebel zu Wickeln und Auflagen ist wegen ihres Aromas bei vielen zwar nicht ganz so beliebt, aber die sich einstellende schmerzlindernde, lösende und befreiende Wirkung entschädigt bei weitem für diese Einschränkung.

Indikationen
- Indikationen für eine Zwiebelauflage sind:
- Ohrenschmerzen (als Ohrenauflage),
- Husten, mit zähem Schleim (Auflage auf Brust oder Rücken),
- beginnende Erkältung, Schnupfen, Kopfschmerzen (Auflage auf Fußsohlen).

Kontraindikationen
Kontraindikationen für eine Zweibelauflage sind:
- Neigung zu heftiger Schleimhautreizung durch Zwiebelaroma,
- Abneigung gegen Zwiebelaroma.

4.2.1 Zwiebel-Ohrenauflage

Material
Folgendes Material wird benötigt (**Abb. 4.3 a**):
- 1 kleines Baumwolltuch (z. B. Taschentuch),
- 1 Zwiebel,
- 1 Brettchen und Küchenmesser,
- etwas Rohwolle oder Baumwollwatte,
- etwas fett- und geruchsdichtes Butterbrotpapier (oder Alufolie),
- 1 gut sitzende Mütze oder 1 (Woll-)Schal,
- 2 Gummiwärmflaschen.

Durchführung
Die Zwiebel schälen, vierteln und die einzelnen Schichten voneinander ablösen. Diese dann mit der Wölbung nach oben (d. h. mit dem Silberhäutchen nach unten) auf dem Tüchlein auf ca. 8 × 10 cm auslegen, zu einem Päckchen falten, auf dessen Unterseite nur eine Stoffschicht die Zwiebeln bedeckt (**Abb. 4.3 b**). Diese Seite kommt später auf das Ohr. Das Päckchen kräftig platt drücken und in Butterbrotpapier einpacken (zum Schutz der Wärmflaschen vor Zwiebelgeruch).

Zwei Gummiwärmflaschen flach mit heißem Wasser füllen. Die Zwiebelauflage mitsamt der Rohwolle oder Baumwollwatte einige Minuten zum Anwärmen dazwischen legen (**Abb. 4.3 c**). Durch das Anwärmen kann der Saft besser aus der Zwiebel austreten und die milde Wärme hat eine wohltuende Wirkung.

Sind keine Wärmflaschen vorhanden, kann die vorbereitete Zwiebelauflage auf einem Teller, der auf einen Topf mit kochendem Wasser gelegt wird, angewärmt werden. In diesem Falle wird kein Papier benötigt (**Abb. 4.3 d**).

M *Zwiebelauflagen nie in der Mikrowelle anwärmen, da hierdurch die Qualität der Wirkstoffe gemindert wird. Man kann jedoch 2 Teller in der Mikrowelle gut heiß werden lassen, vorsichtig mit Topflappen o. ä. herausnehmen und dann die fertig vorbereitete Zwiebelauflage zwischen den heißen Tellern anwärmen.*

Die warme Zwiebelauflage wird mit der nur von einer Stoffschicht bedeckten Seite auf das schmerzende Ohr gelegt, dabei muss das Ohr hinten 2 Fingerbreit überragt werden (**Abb. 4.3 e**). Über diese Hautzone scheint eine

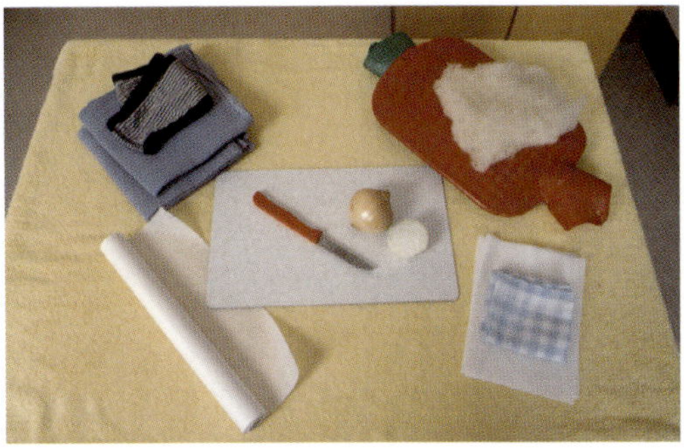

a Material für eine Zwiebelauflage.

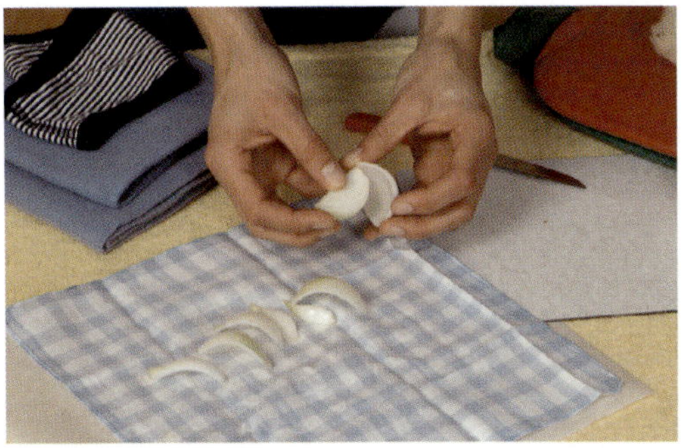

b Die einzelnen Schichten einer geschälten und geviertelten Zwiebel mit der Wölbung nach oben (d. h. mit dem Silberhäutchen nach unten) auf einem Baumwolltuch auf ca. 8 × 10 cm auslegen und zu einem Päckchen falten, auf dessen Unterseite nur eine Stoffschicht die Zwiebeln bedeckt.

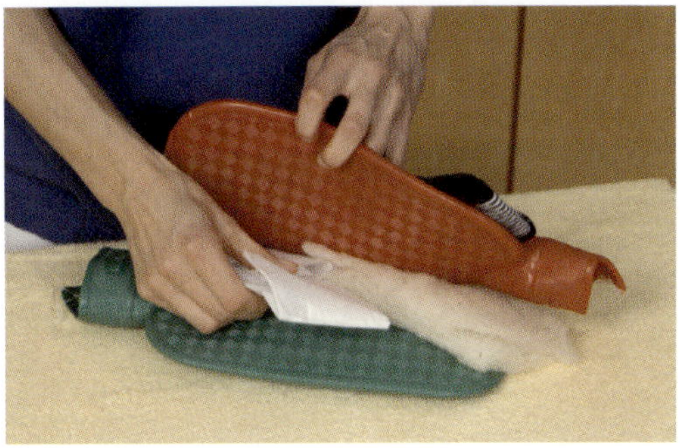

c Die in Butterbrotpapier eingepackte Zwiebelauflage mit Rohwolle oder Baumwollwatte einige Minuten zum Anwärmen zwischen 2 heiße Wärmflaschen legen.

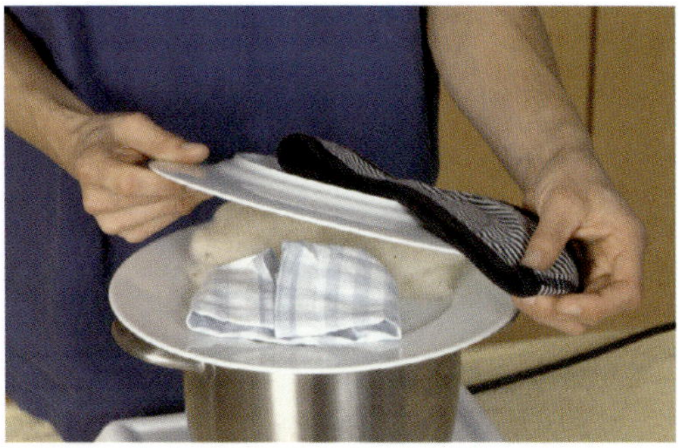

d Die vorbereitete Zwiebelauflage kann alternativ auf einem Teller angewärmt werden, der auf einen Topf mit kochendem Wasser gelegt wird (ohne Butterbrotpapier).

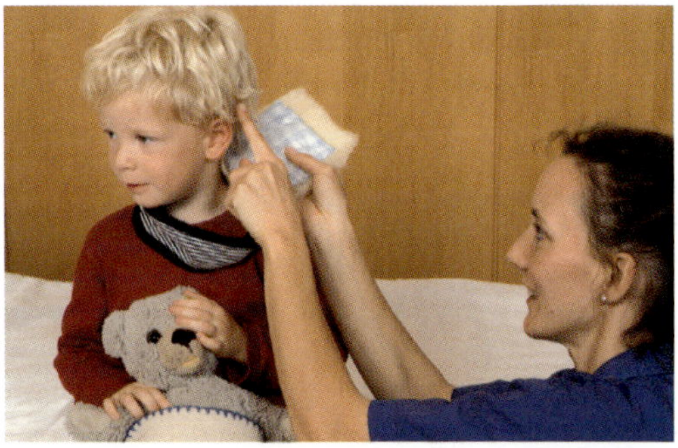

e Die warme Zwiebelauflage wird mit der nur von einer Stoffschicht bedeckten Seite auf das schmerzende Ohr gelegt, wobei das Ohr hinten 2 Fingerbreit überragt werden muss.

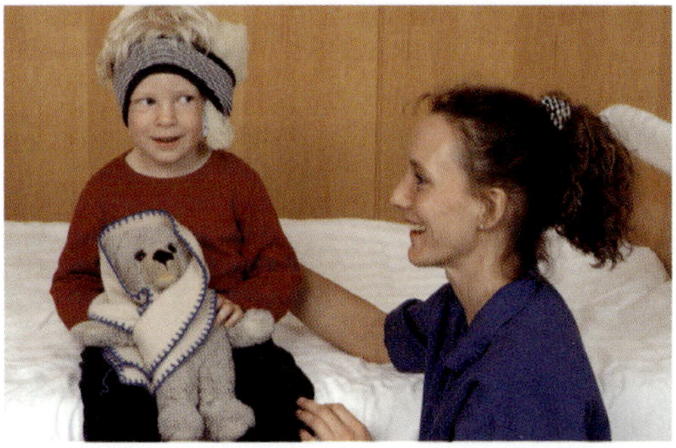

f Sobald die Wärme der Zwiebelauflage gut vertragen wird, wird die Rohwolle/Watte darauf gelegt und alles mit Mütze, Schal oder Stirnband befestigt.

Abb. 4.3 ▪ **Zwiebelauflage.** Sie hat eine schmerzlindernde, lösende und befreiende Wirkung.

reflektorische Wirkung auf das Mittelohr möglich zu sein.

Sobald die Wärme der Zwiebelauflage gut vertragen wird, die Rohwolle/Watte darauf legen und alles mit Mütze, Schal oder Stirnband befestigen (**Abb. 4.3 f**). Wenn beide Ohren weh tun, die Zwiebelauflage beidseitig anbringen.

Anwendungsdauer und -häufigkeit. Die Anwendung sollte mindestens 20 Minuten dauern, die Auflage kann aber so lange angelegt bleiben, wie es die Person als angenehm empfindet. Die Anwendung erfolgt 1–2 mal täglich.

Nachbereitung. Nach Abnahme der Zwiebelauflage müssen die Ohren warm gehalten werden.

Um die Inhalte zu vertiefen, können Sie sich das Video „Zwiebelauflage am Ohr“ ansehen.

M *Bei Ohrenschmerzen immer auch Kochsalz-Nasentropfen (Apotheke) verabreichen. Die Ärztin konsultieren, wenn keine Besserung der Schmerzen innerhalb von 24 Stunden eintritt, Fieber und allgemeine Unruhe hinzukommen, Sekret aus dem Gehörgang abfließt oder ein leichter Druck mit dem Finger auf den Knochen hinter dem Ohr (Processus mastoideus) deutlich schmerzhaft ist.*

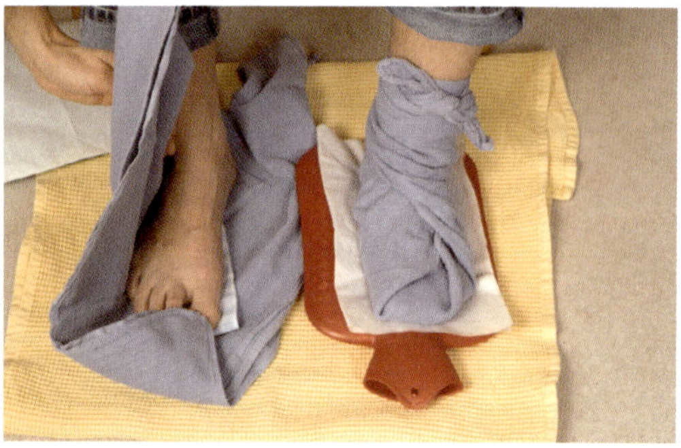

Abb. 4.4 ▪ **Zwiebel-Fußsohlenauflage.** Zum Befestigen kann mit einem Dreieckstuch wie bei der Ersten Hilfe ein Fußverband angelegt werden.

4.2.2 Zwiebelauflage auf Brust, Rücken oder Fußsohlen

Das Material entspricht dem der Ohrenauflage (S. 42).

Durchführung

Die Durchführung entspricht bis zur Anlage die der Ohrenauflage. Die Zwiebelauflage wird auf Brust oder Rücken mit einem Außentuch, das zirkulär um den Brustkorb gewickelt werden kann, befestigt.

Anwendungsdauer und -häufigkeit. Die Anwendungsdauer beträgt 30 Minuten bis zu mehreren Stunden. Sie erfolgt 1–2 × täglich.

Nachbereitung. Nach Abnahme der Zwiebelauflage sollte der ganze Körper warm gehalten werden.

P *Bei Zwiebelauflagen an den Füßen zum Befestigen Baumwollsocken darüber ziehen oder mit einem Dreieckstuch wie bei der Ersten Hilfe einen Fußverband anlegen (**Abb. 4.4**). Die Wirkung wird noch intensiviert, wenn die Fußsohlen auf eine Wärmflasche gelegt werden. Hierbei jedoch die Wärmflasche wieder mit 1–2 Lagen fettdichtem Butterbrotpapier schützen!*

4.3 Körperwarme Quarkauflage

Körperwarme Quarkauflagen, den meisten weniger bekannt als die Verwendung von kühlendem Quark, sind ausgesprochen wirkungsvoll. Ihr besonderer Vorteil ist die Eignung für jedes Lebensalter und selbst für sehr (hitze)empfindliche Personen. Ein angewärmter Brustwickel ist für die Patienten oft auch angenehmer als eine kühle Quarkauflage.

Quarkwirkung. Milchsäurebakterien verflüssigen den Schleim und steigern den Abtransport von Gewebeflüssigkeiten, welche dann über die Lymphe abfließen können.

Indikationen und Kontraindikationen

Indikationen für eine körperwarme Quarkauflage sind:

- Husten (insbesondere bei Kindern),
- Bronchitis,
- Stirn- und Kieferhöhlenentzündung,
- Halsweh,
- chronische Entzündung (z. B. in einem Gelenk).

Die Anwendung ist für jedes Alter (auch für kleine Säuglinge) geeignet und bei Kindern beliebt. Sie kann auch bei Fieber angewendet werden, dann sollte die Patientin allerdings nur leicht zugedeckt werden, um einen Hitzestau zu vermeiden.

Kontraindikation für eine körperwarme Quarkauflage: Milcheiweiß-Kontaktallergie.

Material

Für eine Brustauflage wird benötigt (**Abb. 4.5 a**):

- Mullkompressen oder Baumwolltuch (groß genug, um die Quarkauflage beidseitig zu bedecken),
- 250–500 g Speisequark (Fettstufe unerheblich),
- 1 Messer oder Spatel,
- 1 Zwischentuch (z. B. Frottiertuch),
- 1 Außentuch zum Fixieren (Schal),
- 1 wasserfeste Unterlage,
- 1 Topf mit kochendem Wasser und darauf gelegtem Teller.

M *Es sollten keine Quark-Zubereitungen (auch keine geschmacksneutralen) verwendet werden, sondern grundsätzlich nur „Speisequark“.*

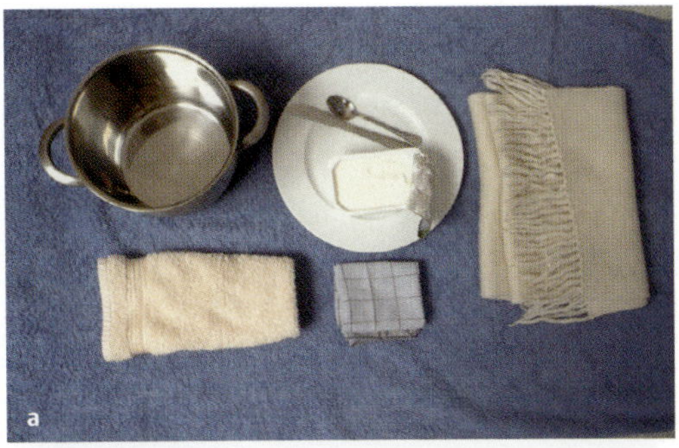

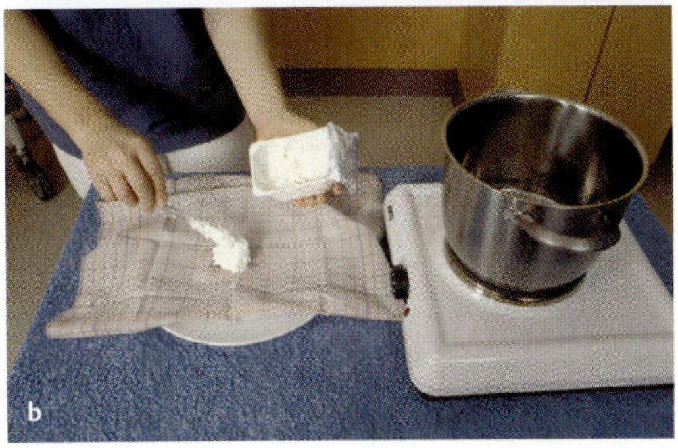

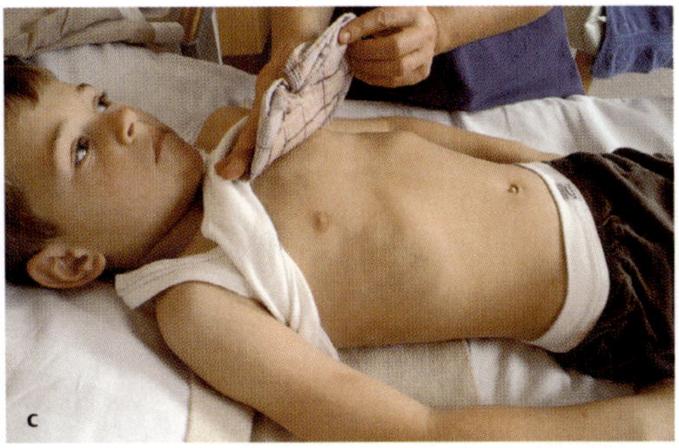

Abb. 4.5 ▪ **Körperwarme Quarkauflage.** **a** Material. **b** Den frischen Quark 0,5 – 1 cm dick zu der gewünschten Fläche auf dem Tuch ausstreichen. **c** Die erwärmte Quarkauflage mit der nur von einer Stoffschicht bedeckten Quarkseite auf die Haut auflegen.

Durchführung

Den frischen Quark 0,5 – 1 cm dick zu der gewünschten Fläche auf dem Tuch ausstreichen (**Abb. 4.5 b**). Die Tuchränder alle nach oben einschlagen, so dass ein geschlossenes Päckchen entsteht. Das Päckchen auf dem heißen Teller über dem Kochtopf kurz auf Körperwärme anwärmen (s. **Abb. 4.3 d**). Das Außentuch und einen Nässeschutz unter der Person bereitlegen. Dann wird die warme Quarkauflage mit der nur von einer Stoffschicht bedeckten Quarkseite auf die Haut aufgelegt (**Abb. 4.5 c**). Sobald die Wärme von der Person vertragen wird, das Zwischentuch zum Auffangen der Feuchtigkeit auflegen und mit dem Außentuch rings um den Brustkorb fixieren. Den ganzen Körper während der Anwendung warm halten.

M *Quark darf nie direkt auf die Haut aufgetragen werden, da Quark antrocknet und sich schlecht vom Körperhaar lösen lässt.*

Anwendungsdauer und -häufigkeit. Die Quarkauflage bleibt mindestens 30 Minuten angelegt. Sie wird 1 × täglich, bei Bedarf über mehrere Tage angewendet.

Nachbereitung. Sobald die Quarkauflage nicht mehr als angenehm empfunden wird, diese abnehmen, die Haut gut abtrocknen, die Patientin warm halten und 15 Minuten nachruhen lassen.

Um die Inhalte zu vertiefen, können Sie sich das Video „Temperierte Quarkauflage“ ansehen.

4.4 Kompressen mit Salben und Pasten

Salbenkompressen werden meist auf spezielle medizinische Verordnung hin durchgeführt. Die in den Salben enthaltenen arzneilichen Stoffe sollen den Organismus im Heilungsprozess bei bestimmten Erkrankungen unterstützen.

Indikationen

Indikationen für Kompressen mit Salben und Pasten sind z. B.:

- **Plantago-Bronchialbalsam** (Spitzwegerich-Bronchialbalsam): Husten, Bronchitis,
- **Archangelikasalbe** (Erzengelwurz-Salbe): akute und chronische Lymphknotenschwellung,
- **Kytta-Plasma** (Beinwell-Extrakt-Paste): stumpfe Verletzungen (Prellungen, Zerrungen, Verstauchungen).

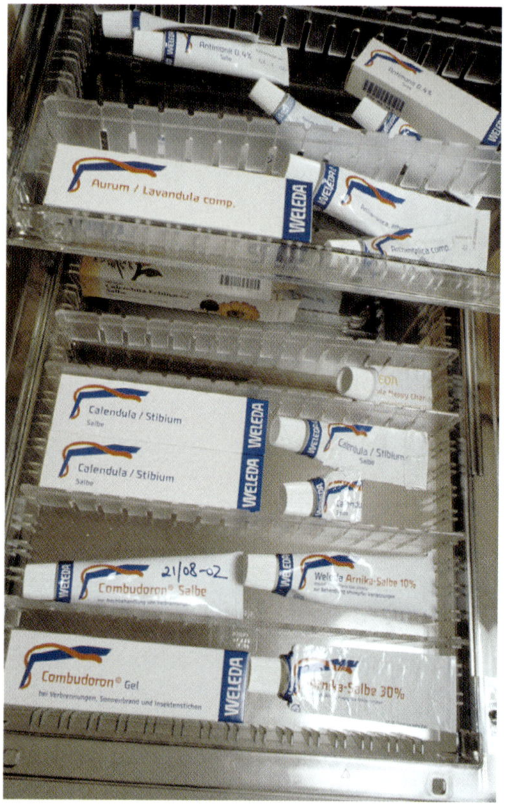

Abb. 4.6 ▪ **Kompressen mit Salben und Pasten.** Sie werden meist auf spezielle medizinische Verordnung hin durchgeführt.

Kontraindikationen

Kontraindikation ist eine mögliche Unverträglichkeit einer der Inhaltsstoffe. Die Packungsbeilagen sollten vor der Anwendung durchgelesen werden. Im Zweifelsfall wird die entsprechende Salbe/Paste vor der Anwendung getestet. Salbenkompressen sollten bei Kindern unter 6 Monaten nicht angewendet werden.

Material

Folgendes Material wird benötigt:

- 1 Baumwolllappen in der gewünschten Auflagegröße,
- Salbe (**Abb. 4.6**),
- 1 Spatel,
- Befestigungsmaterial.

Durchführung

Die Salbe auf dem Lappen ausstreichen. Salbenkompressen sollten wie Butterbrot glänzend geschmiert sein. Die Kompresse evtl. kurz auf einer warmen Gummiwärmflasche oder der Heizung anwärmen (Salbenkompressen, die auf traumatisierte Stellen aufgelegt werden sollen, nicht vorher anwärmen). Dann die Kompresse mit der Salbenfläche direkt auf die entsprechende Körperstelle auflegen und befestigen.

Salbenlappen können z. B. mit Hilfe eines elastischen Netzschlauchverbandes im Bereich der Bronchien befestigt werden. Für den häuslichen Bereich erfüllt eine entsprechend zu einem eng anliegenden Mieder umfunktionierte Damen-Feinstrumpfhose den selben Zweck.

Anwendungsdauer und -häufigkeit. Die Anwendungsdauer beträgt 30 – 60 Minuten. Sie kann auch über Nacht erfolgen. Kytta-Plasma bis max. 5 Std. anwenden. Die Anwendung erfolgt 1 – 2 mal täglich.

Nachbereitung. Salbenkompressen können mehrmals wieder verwendet werden. Zwischen den Anwendungen sollten sie luftig gelagert und nicht in Plastiktüten verpackt werden. Bei Bedarf wird der Salbenlappen mit wenig Salbe nachgestrichen und alle 2 Tage erneuert.

4.5 Bienenwachskompresse

Die Bienenwachskompresse ist wegen ihres angenehmen Wachs-Honig-Duftes bei Kindern und Erwachsenen gleichermaßen beliebt und kann auch vorbeugend bei anfälligen Personen eingesetzt werden.

Indikationen und Kontraindikationen

Indikationen für eine Bienenwachskompresse sind:

- Erkältung,
- Erkältungsvorbeugung,
- Husten,
- Bronchitis.

Kontraindikation für eine Bienenwachskompresse ist eine sehr reizempfindliche Haut.

Material

Folgendes Material wird benötigt (**Abb. 4.7 a**):

- 1 in Butterbrotpapier verpackte Bienenwachskompresse (eine mit mehreren Schichten Bienenwachs beschichtete Stoffkompresse, über Apotheken oder direkt bei den Herstellern zu beziehen [S. 102]).
- 1 weiches, wärmendes Zwischentuch oder etwas Rohwolle bzw. Baumwollwatte,
- geeignetes Befestigungsmaterial,
- 2 flach gefüllte, nicht zu heiße Gummiwärmflaschen.

M *Qualitativ einwandfreie Bienenwachskompressen (S. 102) können unter diesen Voraussetzungen schon bei kleinen Kindern und Säuglingen angewendet werden, da sie mild wirken.*

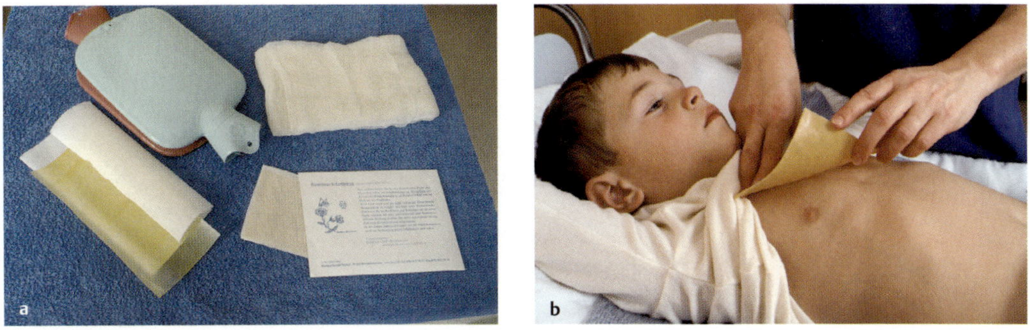

Abb. 4.7 ▪ **Bienenwachskompresse. a** Material. **b** Nachdem die Kompresse kurz angewärmt wurde, wird sie direkt auf die Haut gelegt und mit einem warmen Zwischentuch bedeckt und befestigt.

Durchführung

Die in Butterbrotpapier eingepackte Bienenwachskompresse wird zusammen mit dem Zwischentuch zwischen den Wärmflaschen kurz angewärmt (alternativ mit einem Haarfön), bis sie wie Scheibenkäse weich und biegsam ist. Sie wird dann aus dem Papier genommen, direkt auf die Haut gelegt (sie darf leicht anhaften), mit einem warmen Zwischentuch bedeckt und befestigt (**Abb. 4.7 b**).

Anwendungsdauer und -häufigkeit. Eine Bienenwachskompresse kann täglich 30 Minuten bis mehrere Stunden angelegt bleiben.

M *Bei sehr hautempfindlichen Personen kann es an der Auflagestelle zu einer leichten Rötung kommen, dann muss die Anwendung beendet werden.*

Nachbereitung. Die Bienenwachskompresse wird nach dem Abnehmen wieder in das Butterbrotpapier eingepackt. Sie kann mehrmals (solange sie noch angenehm aromatisch riecht) wieder verwendet werden.

4.6 Kamillenkompresse (feucht-warm)

Auch bei der leicht angewärmten Kamillenkompresse spielt u. a. das ätherische Öl eine lindernde und beruhigende Rolle.

Indikationen und Kontraindikationen

Indikationen für eine Kamillenkompresse sind:

- Ohrenschmerzen,
- Schnupfen,
- Stirn- und Kieferhöhlenentzündung,
- Zahnschmerzen,
- Mumps.

Kontraindikation ist eine Unverträglichkeit der Kamille.

Material

Folgendes Material wird benötigt (**Abb. 4.8 a**):

- 1 dünnes Baumwollläppchen oder 1 Mullkompresse,
- 3 – 4 EL Kamillenblüten,
- Heftpflaster,
- etwas Baumwollwatte oder Rohwolle,
- evtl. 1 Tuch oder 1 Schal zum Befestigen,
- Kochtopf mit kochendem Wasser,
- 1 Sieb.

Durchführung

3 – 4 Esslöffel Kamillenblüten auf die Gaze geben, ringsum einschlagen und mit Pflaster zukleben (**Abb. 4.8 b**). Das kleine Kamillenpäckchen auf das Sieb legen und über Wasserdampf ca. 5 Minuten erwärmen (**Abb. 4.8 c**). Auf Wärmeverträglichkeit sorgfältig prüfen, dann die Kamillenkompresse auflegen, mit Watte oder Rohwolle bedecken und entsprechend befestigen (mit einem Schal oder einer Mütze, **Abb. 4.8 d**).

Anwendungsdauer und -häufigkeit. Eine Kamillenkompresse bleibt angelegt bis das lokale Wärmegefühl nachlässt. Sie wird 1 – 2 × täglich über mehrere Tage angewendet Die Anwendung ist jedoch insgesamt befristet (max. 1 Woche), da Kamille auch zu erhöhter allgemeiner Reizbarkeit führen kann.

Nachbereitung. Nachdem die Kamillenkompresse entfernt wurde, wird die Auflagestelle nochmals warm abgedeckt. Die Patientin sollte noch 1 – 2 Stunden im Warmen bleiben.

M *Eine Ärztin sollte hinzugezogen werden, wenn die Schmerzen nach 24 Stunden nicht besser werden.*

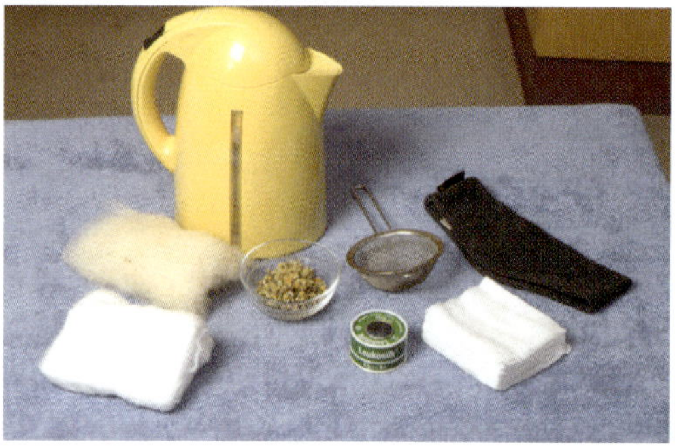

a Material für eine feucht-warme Kamillenkompresse.

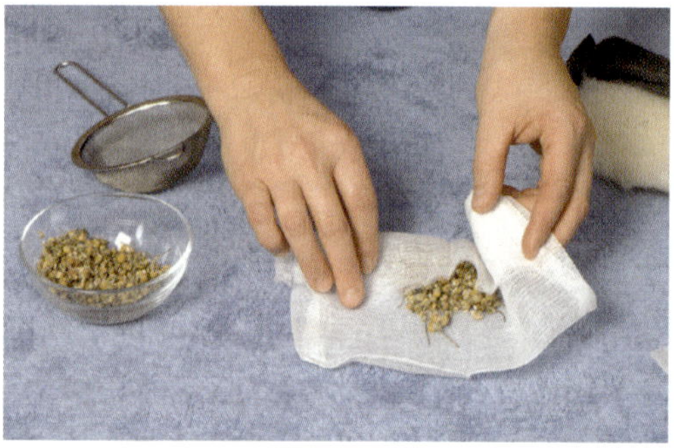

b 3–4 EL Kamillenblüten auf die Gaze geben, ringsum einschlagen und mit Pflaster zukleben.

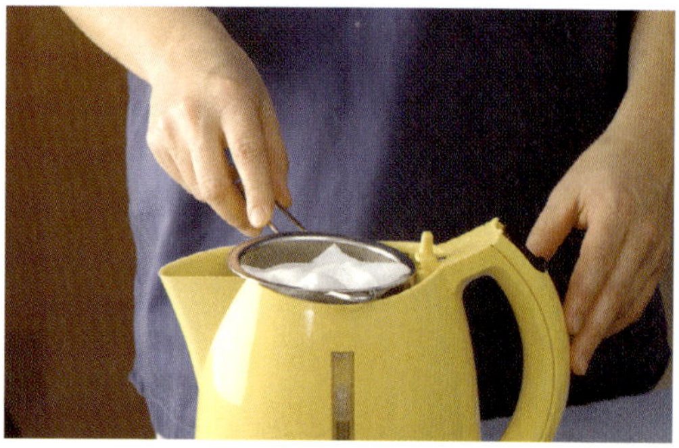

c Das Päckchen auf ein Sieb legen und über Wasserdampf ca. 5 Minuten erwärmen.

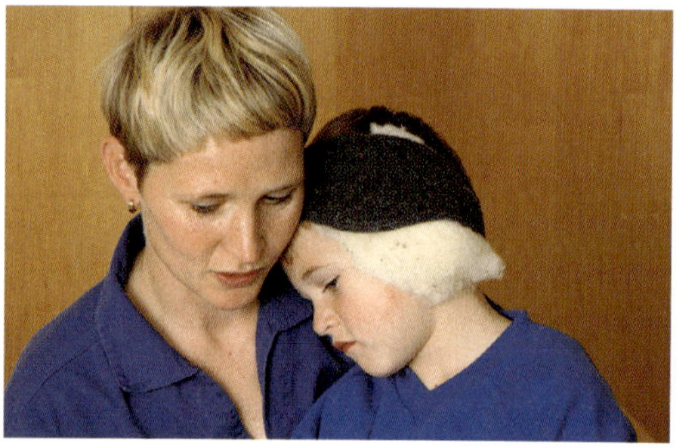

d Die Kamillenkompresse auflegen, mit Watte oder Rohwolle bedecken und mit einem Stirnband befestigen.

Abb. 4.8 ▪ **Feucht-warme Kamillenkompresse.** Auch bei der leicht angewärmten Kamillenkompresse spielt u. a. das ätherische Öl eine lindernde und beruhigende Rolle.

5 Anwendungen mit hautreizenden Substanzen

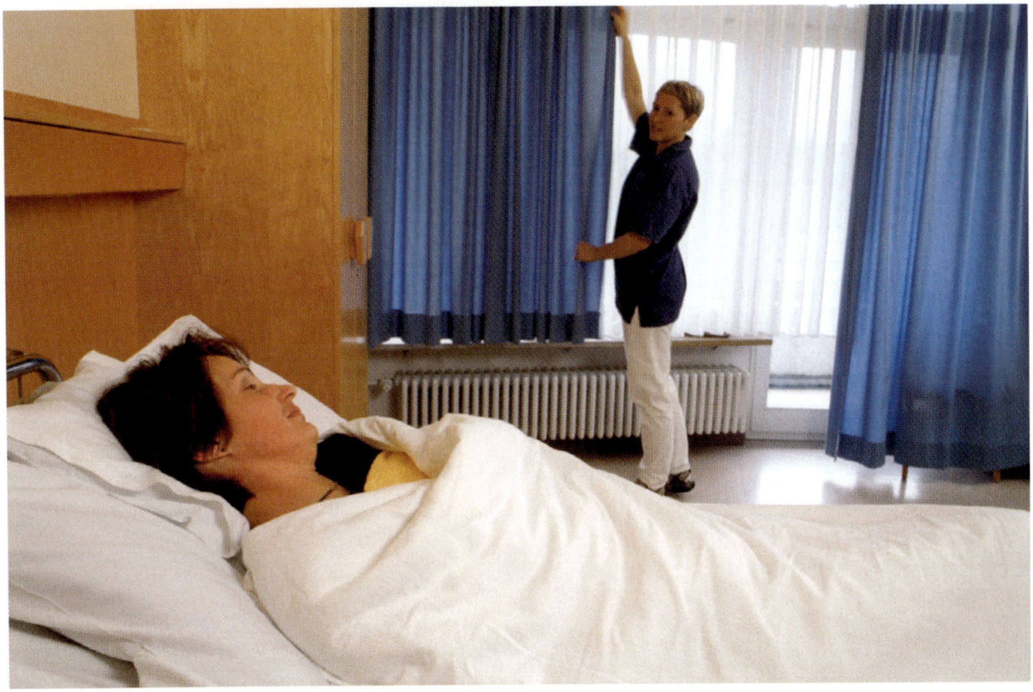

Die Anwendung von hautreizenden Substanzen löst bei vielen Menschen immer noch Ängste aus – nicht ganz zu Unrecht! Diese Anwendungen sind durch die enthaltenen Reizstoffe (z. B. Senföl) zunächst überaus irritierend und bedürfen einer besonders guten, erfahrenen und fachkundigen Begleitung durch die Pflegeperson.

Hautreizende Substanzen müssen auf der eigenen Haut zuvor einmal selbst ausprobiert worden sein, um mit der selbstgemachten Erfahrung Patientinnen angemessen begleiten zu können.

Grundsätzlich gehört die Anwendung von hautreizenden Substanzen nicht in die Hand von Laien, da hier einiges an Hintergrundwissen erforderlich ist. Sie sollten auch noch nicht bei Kindern angewendet werden – für sie gibt es kindgerechtere, verträglichere und genauso wirkungsvolle Anwendungen. Nur in speziellen, medizinisch angezeigten Situationen (z. B. Langzeitbehandlung bei Asthma-Patientinnen) können z. B. pflegende Angehörige im Anlegen einer Senfkompresse fachkundig angeleitet und sorgfältig begleitet werden.

Wirkung. Die sonst gültige und wichtige Regel, dass die Person, bei der die Anwendung durchgeführt wird, diese grundsätzlich als wohltuend und stimmig empfinden und sie andernfalls abgebrochen werden muss, stimmt so in Bezug auf die Anwendung von hautreizenden Substanzen nicht. Zunächst fühlen sich diese nämlich recht unangenehm an und erst nach einigen Minuten werden die Patientinnen durch ein tiefes und anhaltendes Wärme- und Wohlgefühl entschädigt, das diese Anwendungen letztendlich doch sehr beliebt macht.

Während bei den heißen Anwendungen noch die direkte Wärmewirkung im Vordergrund stand und bei den temperierten Anwendungen schon eine Kombination von Wirkstoffen und nur noch milder Wärme, bewirken die hautreizenden Substanzen, selbst wenn sie sich z. T. auf der Haut zunächst überhaupt nicht warm anfühlen, sekundär eine starke Hyperämisierung und dadurch eine intensive, sozusagen vom Körper aktiv gebildete und anhaltende Wärme. Die Hitze kommt also nicht passiv von außen, sondern aktiv von innen.

5.1 Senfkompresse

Indikationen

Indikationen für eine Senfkompresse sind:

- Atemunterstützung (Pneumonieprophylaxe),
- Asthma,
- rheumatische Schmerzen,
- Angina-Pectoris bei Unverträglichkeit von Nitropräparaten (Senfkompresse auf den linken Oberarm).

Kontraindikationen

Kontraindikationen für eine Senfkompresse sind:

- Unverträglichkeit von Senfmehl,
- Bewusstlosigkeit oder Verwirrtheit,
- Sensibilitätsstörungen,
- akut entzündliche Prozesse
- geschädigte oder empfindliche Haut.

Material

Folgendes Material wird benötigt (**Abb. 5.1 a**):

- schwarzes Senfmehl (Semen Sinapis pulv., ca. 100 g pro Auflage),
- körperwarmes Wasser,
- 1 Schüssel,
- 1 Rührlöffel,
- etwas Küchenpapier oder Zellstoff,
- 1 Innentuch (Geschirrtuch oder Mullwindel),
- 1 Außentuch (Duschtuch oder sonstiges Tuch, das einmal rund um den Oberkörper reicht und noch etwas übereinanderlappt),
- Küchenwecker,
- pflanzliches Körperöl ohne ätherischen Ölzusatz.

M *Schwarzes Senfmehl sollte nur in der Apotheke als „Semen Sinapis pulv." besorgt werden, da anderswo als Senfmehl oder -gewürz gekaufte Substanzen eine unerwünschte und unangenehme Wirkung haben können. Schwarzes Senfmehl sollte frisch geschrotet sein, bei längerer Lagerung lässt seine Wirkung nach.*

Durchführung

Das Senfmehl mit körperwarmem Wasser zu einem streichfähigen Brei anrühren (**Abb. 5.1 b**).

M *Wird Senfmehl mit Wasser mit einer höheren Temperatur als 50 °C angerührt, kann sich der Wirkstoff (Senföl) nicht entfalten, und die erwünschte Hautreizung bleibt aus.*

Ein Blatt Küchenpapier oder Zellstoff auf das ausgebreitete Innentuch legen, den Senfbrei auf ca. 20 × 20 cm messerrückendick darauf ausstreichen und mit einem zweiten Blatt Küchenpapier bedecken (das Papier verhindert ein Festkleben des Senfbreis im Tuch, **Abb. 5.1 c**). Das Senfpäckchen in das Tuch einschlagen, die Ränder alle nach einer Seite (nach oben) schlagen.

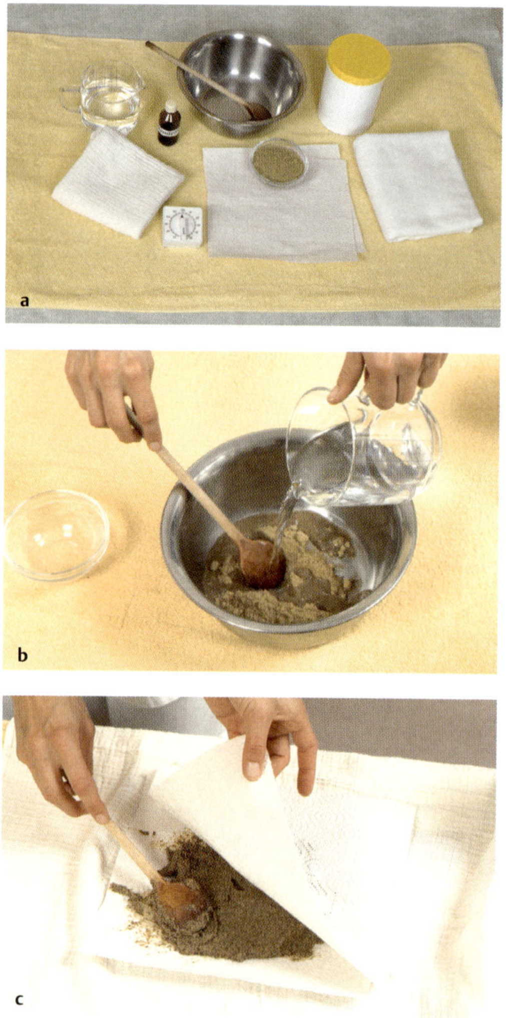

Abb. 5.1 ▪ **Senfkompresse. a** Material. **b** Das Senfmehl mit körperwarmem Wasser zu einem streichfähigen Brei anrühren. **c** Ein Blatt Küchenpapier oder Zellstoff auf das ausgebreitete Innentuch legen, den Senfbrei auf ca. 20 × 20 cm messerrückendick darauf ausstreichen und mit einem zweiten Blatt Küchenpapier bedecken.

M *Der angerührte Senfbrei riecht sehr intensiv. Vorsicht ist geboten, weil er die Augen reizt!*

P *Bei kreislauflabilen Personen empfiehlt es sich, zunächst eine Kreislaufkontrolle durchzuführen.*

Das Außentuch wird unter dem Körper zurechtgelegt. Die Senfkompresse wird mit der einschichtigen Stoffseite auf Brust oder Rücken aufgelegt. Zuvor wird jedoch geprüft, ob die Haut intakt ist. Hautdefekte, Pickel oder empfindliche Stellen, wie die Mamillen, mit einem kleinen Fettsalbenläppchen abdecken. Das Außentuch um den Brustkorb wickeln, und die Kleidung über allem glatt ziehen. Dann die Person gut zudecken und einen Küchenwecker stellen. Auf Wunsch eine Lagerung mit erhöhtem Oberkörper ermöglichen und das Fenster öffnen.

Schon nach kurzer Zeit ist ein heftiges Brennen spürbar. Nach ca. 3 – 4 Minuten lässt der aggressive Reiz jedoch nach, und es wird stattdessen intensiv warm.

M *Die Person während der Anwendung auf keinen Fall alleine lassen! Die Senfkompresse hat eine sehr reizende Wirkung und daher ist eine richtige Anwendung, ohne Zeitdruck, wichtig.*

Anwendungsdauer und -häufigkeit. Zunächst mit 3 – 5 Minuten beginnen. Bei weiteren Anwendungen bis maximal 15 Minuten steigern. Senfkompressen nur 1 × täglich anwenden, höchstens 5 Tage hintereinander, dann 2 Tage pausieren. Eine Langzeitanwendung (z. B. Asthma) erfolgt 2 – 3 × wöchentlich über mehrere Wochen.
Nachbereitung. Nach Abnahme der Senfkompresse hört das Brennen auf, ein intensives Wärmegefühl bleibt zurück. Eine abgegrenzte Hautrötung (wie nach starker Sonnenbestrahlung) ist möglicherweise noch für einige Stunden sichtbar. Nach dem Entfernen des Wickels den Rücken trocken abtupfen, um Feuchtigkeitsreste zu entfernen. Nicht abwaschen, um den Hautreiz nicht zu verstärken.

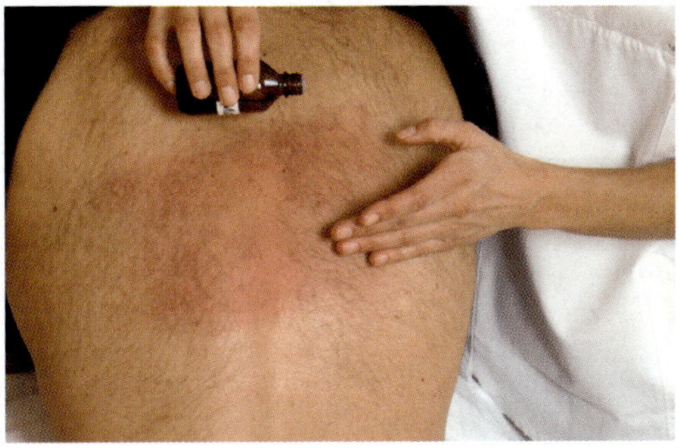

Abb. 5.2 ▪ **Nachbereitung.** Nach Abnahme der Senfkompresse noch ein paar Tropfen Körperöl zart in die Haut einreiben, so wird die Wärmeempfindung noch ein wenig verlängert.

Nun noch ein paar Tropfen Körperöl zart in die Haut einreiben, so wird die Wärmeempfindung noch ein wenig verlängert (**Abb. 5.2**). Das Außentuch (sofern trocken) nochmals um den Oberkörper legen, Kleidung darüber ziehen und wieder zudecken. Mindestens 15 Minuten nachruhen, dabei den Atemzügen und dem Wärmegefühl „nachlauschen“ lassen.
Durch den dazwischengelegten Zellstoff lässt sich der Senfbrei leicht aus dem Tuch entfernen, dieses wird ausgewaschen und kann nach dem Trocknen wieder benutzt werden.

5.2 Meerrettichauflage

Indikationen

Indikationen für eine Meerrettichauflage sind:

- Stirn- und Kieferhöhlenentzündung,
- hartnäckiger Schnupfen (oder Neigung dazu),
- Kopfschmerzen,
- Migräne,
- Blasenentzündung.

Kontraindikationen

Kontraindikationen für eine Meerrettichauflage sind:

- Unverträglichkeit von Senföl (hautreizende Substanz des Meerrettichs),
- Bewusstlosigkeit,
- Verwirrtheit,
- Sensibilitätsstörungen.

Material

Folgendes Material wird benötigt (**Abb. 5.3 a**):

- 1 EL frisch geraspelter Meerrettich,
- 1 (Papier-)Taschentuch oder Mullkompresse,
- Heftpflaster,
- pflanzliches Körperöl ohne Zusatz ätherischer Öle.

P *Meerrettich aus dem Glas ist nicht geeignet, da er mit Zusatzstoffen gemischt ist. Besser: Meerrettich auf Vorrat besorgen, waschen, in ca. 5 cm lange Stücke schneiden und einfrieren. Bei Bedarf aus dem Gefrierfach nehmen und noch gefroren raspeln. Dann sofort auflegen.*

Durchführung

Den frisch geraspelten Meerrettich auf die Mitte des Tuchs geben und so einpacken, dass alle Ränder nach oben geschlagen werden (**Abb. 5.3 b**). Mit Heftpflaster zukleben und das Päckchen platt drücken. Die Meerrettichauflage mit der nur von einer Stoffschicht bedeckten Seite auf die Haut auflegen:

- **Stirn- und Kieferhöhlenentzündung:** gerade oberhalb des tastbar hervorstehenden 7. Halswirbels (reflektorische Zone für die Nase bzw. den Nasen-Rachenraum),
- **Kopfschmerzen und Migräne:** im Nacken (**Abb. 5.3 c – d**),
- **Blasenentzündung:** Blasenregion (Unterbauch).

Die Meerrettichauflage wird während der Anwendung von der Person selbst festgehalten, so dass sie rasch ab-

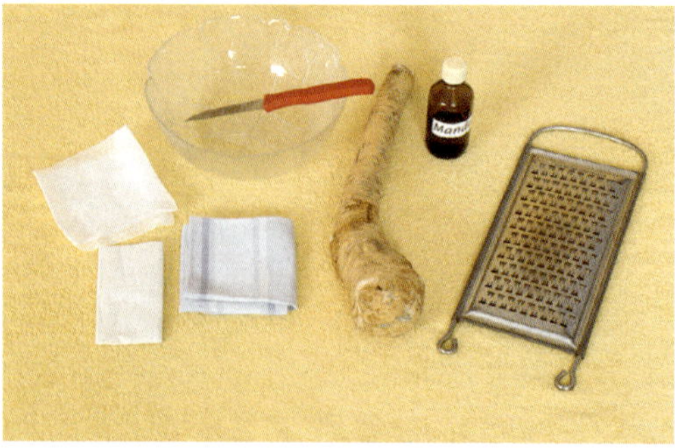

a Material für eine Meerrettichauflage.

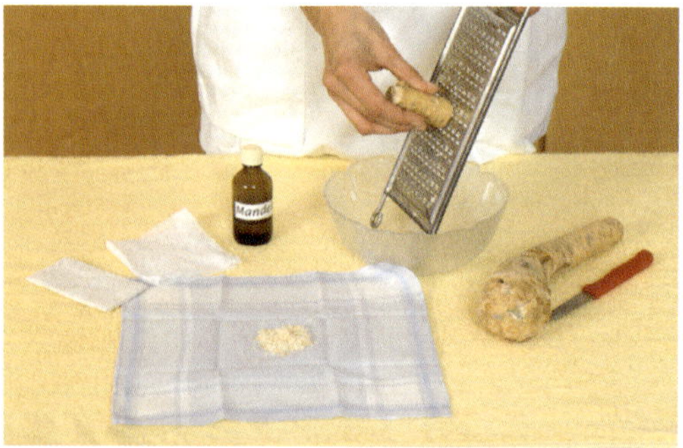

b Den frischen Meerrettich raspeln, auf die Mitte des Tuchs geben und so einpacken, dass alle Ränder nach oben geschlagen werden.

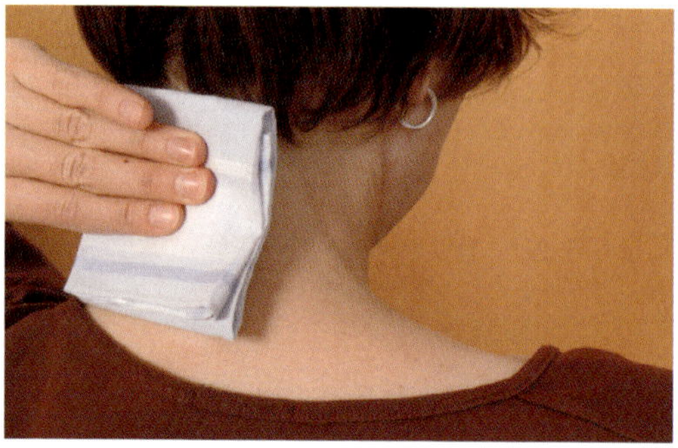

c Bei Kopfschmerzen oder Migräne wird die Auflage von der betroffenen Person selbst im Nacken angelegt, dabei zeigt die mit nur einer Stoffschicht bedeckte Seite nach unten.

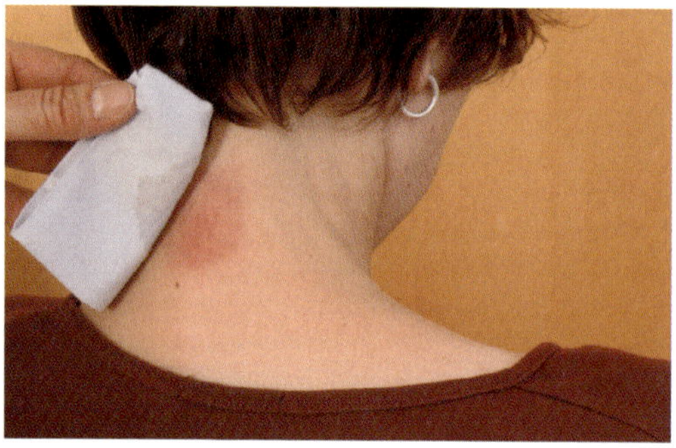

d Wird die Auflage abgenommen, hört das Brennen sofort auf, das Wärmegefühl und die Rötung halten jedoch meist noch eine bis mehrere Stunden an.

Abb. 5.3 ▪ **Meerrettichauflage.** Für eine Auflage sollte immer frisch geraspelter Meerrettich verwendet werden.

genommen werden kann, wenn das Brennen zu stark wird. Eine Meerrettichauflage verursacht ein der Senfkompresse sehr ähnliches Empfinden.

Anwendungsdauer und -häufigkeit. Zunächst mit 4–6 Minuten beginnen. Bei weiteren Anwendungen bis maximal 10 Minuten steigern. Die Kompresse 1 × täglich anwenden, bis eine deutliche Linderung der Beschwerden spürbar ist (z. B. der Nasenschleim reichlich zu fließen beginnt oder der Stauungsschmerz sich löst). Nach spätestens 5 Tagen für 2 Tage pausieren.

Nachbereitung. Nach Entfernen der Meerrettichauflage die Haut mit einigen Tropfen Körperöl einreiben (nicht abwaschen, um den Hautreiz nicht zu verstärken), nach Möglichkeit mit einem weichen (Hals-)Tuch abdecken, um so die nachklingende Wärmewirkung noch eine Zeit lang zu genießen. Das Brennen hört sofort auf, das Wärmegefühl und die Rötung halten meist noch eine bis mehrere Stunden an.

5.3 Ingwerkompresse

Ingweranwendungen werden zwar zu den hautreizenden Anwendungen gerechnet, unterscheiden sich aber in Intensität und Komplexität ihrer Wirkung ziemlich deutlich von Senf (S. 50) und Meerrettich (S. 51). Eine Ingwerkompresse wirkt viel milder auf der Haut. Die Wärmewirkung ist tiefer und subtiler, vergleichbar mit einer feucht-heißen Auflage; die Wärme lässt jedoch nicht nach, sondern breitet sich auf den ganzen Körper aus.

Indikationen

Indikationen für eine Ingwerkompresse sind:

- Anregung der Ausscheidung über die Nieren (Nierenauflage),

- Unterstützung der Atmung (Kompresse auf Brust oder Rücken),
- Muskelverspannungen und -schmerzen (z.B. Kompresse im Rücken),
- Gelenkschmerzen (Gelenkwickel).

Kontraindikationen

Kontraindikationen für eine Ingwerkompresse sind:

- Unverträglichkeit von Ingwer,
- Überempfindlichkeit der Haut,
- Niereninsuffizienz,
- psychische Labilität oder Neigung zu Depressionen.

Material

Folgendes Material wird benötigt (**Abb. 5.4 a**):

- 2 EL (möglichst frisch gemahlenes) Ingwerpulver (Rhizoma Zingiberis mundat. plv. gross.) oder 5 EL fein geraspelte, frische Ingwerwurzel,
- 1 Messbecher,
- 1 Schüssel,
- heißes Wasser,
- 1 Sieb,
- 1 Geschirrtuch oder Mullwindel,
- 1 Auswringtuch,
- 1 Außentuch,
- Küchenwecker.

P *Die Qualität des Ingwerpulvers kann sehr unterschiedlich sein, deshalb frisch gemahlenen Ingwer von der Apotheke beziehen oder in Form von getrockneten Wurzelstückchen kaufen und in einer Kaffeemühle selbst mahlen.*

Durchführung

2 EL Ingwerpulver (oder geriebene, frische Wurzel) im Messglas mit 150 ml heißem Wasser anrühren (**Abb. 5.4 b**), 5–10 Minuten zugedeckt quellen lassen, dann in die Schüssel abseihen. Das Innentuch in der gewünschten Größe zurechtlegen, aufrollen, längs auf das auseinander gefaltete Auswringtuch legen und in diesem zu einer Rolle einwickeln (S. 24). 100 ml heißes Wasser zum Ingwerauszug in die Schüssel gießen, die Innentuchrolle eintauchen und voll saugen lassen. Die Rolle sehr kräftig auswringen und noch ins Auswringtuch eingewickelt zu der Person nehmen, die auf dem Außentuch bereitliegt.

Nun das Innentuch aus dem Auswringtuch auspacken, die Wärmeverträglichkeit an der Pulsseite des eigenen Handgelenks prüfen und auf die Haut auflegen. Sich dabei vergewissern, dass die Wärme von der Person als angenehm empfunden wird. Das Außentuch wird nun straff darüber gewickelt, die Kleidung glatt gezogen und der ganze Körper – insbesondere die Füße – gut zugedeckt; dann den Wecker stellen (ca. 20 Minuten). Für eine ruhige Umgebung sorgen, eventuell den Raum etwas abdunkeln (**Abb. 5.4 c**).

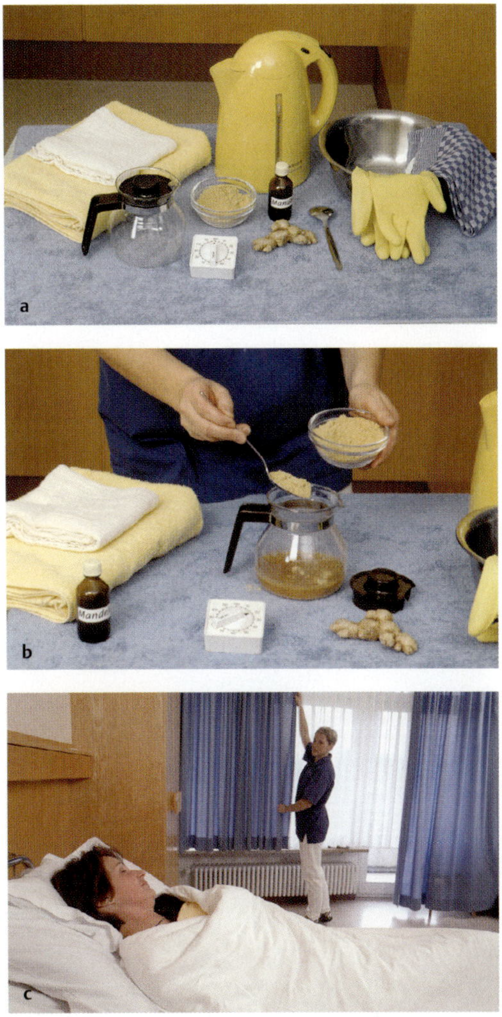

Abb. 5.4 ▪ **Ingwerkompresse. a** Material. **b** 2 EL Ingwerpulver (oder geriebene, frische Wurzel) werden im Messglas mit 150 ml heißem Wasser angerührt. **c** Während der Anwendung wird die Patientin gut zugedeckt. Es sollte für eine ruhige Umgebung gesorgt und der Raum evtl. abgedunkelt werden.

Anwendungsdauer und -häufigkeit. Die Anwendungsdauer sollte 20–30 Minuten nicht überschreiten. Eine Ingwerkompresse entfaltet eine sich langsam ausbreitende Wärme. Sie kann mit gesteigerter Sensibilität für Sinneswahrnehmungen einhergehen, führt möglicherweise zum Träumen und Dösen und danach meist zu einem erfrischten Wachheitsgefühl. Die Anwendung erfolgt 1 × täglich, alle 5 Tage sollte für 2 Tage pausiert werden.

Nachbereitung. Nach Abnahme der Ingwerkompresse die Haut gut abtrocknen, die Person nochmals ins trockene Außentuch einhüllen und warm zudecken. 15–30 Minuten nachruhen.

6 Kälteanwendungen

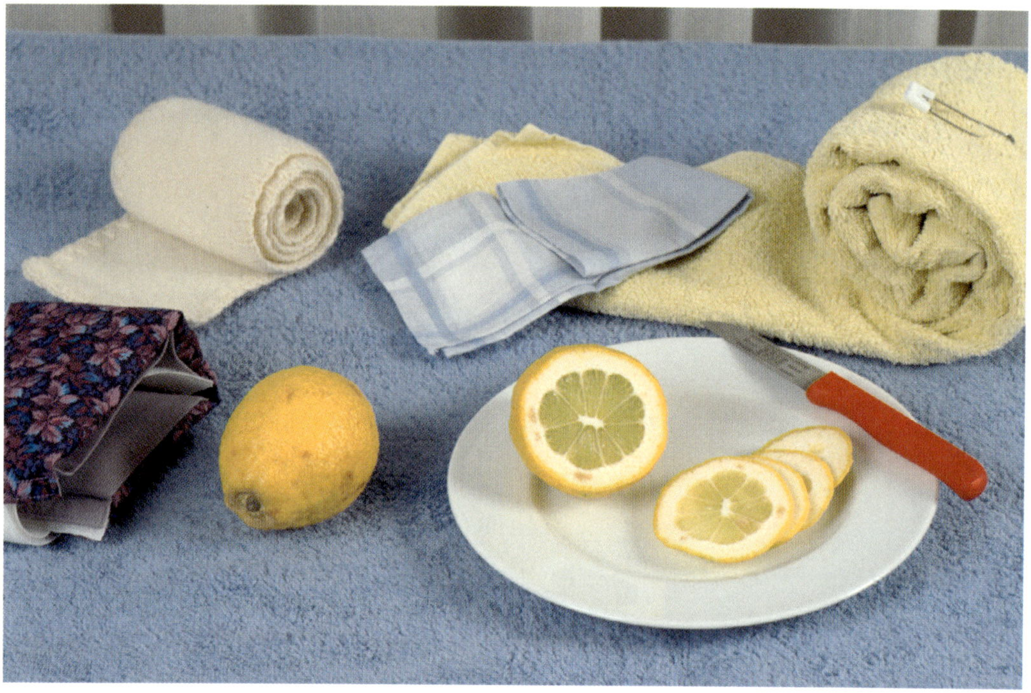

In ihren Auswirkungen auf den menschlichen Körper ist Kälte nicht gleich Kälte. Kälteanwendungen, die mit ihrer Temperatur 20 °C und mehr unter der Körpertemperatur liegen, werden vom Körper als intensive Kälte empfunden. Sie bewirken eine vom Sympathikus gesteuerte Reaktion: Eine Gefäßverengung und eine leichte Blutdrucksteigerung, verbunden mit einer Stoffwechselanregung und einer Beschleunigung der Atmung.

Kurzer Kältereiz. Dauert der Kältereiz nur kurz, bzw. wird die Anwendung von Maßnahmen begleitet, die eine Wiedererwärmung forcieren, folgt eine reaktive Durchblutungssteigerung (durch einen Vagotonus). Es kommt zu einer aktiven, körpereigenen Wärmewirkung, u. U. so intensiv, dass die Person zu schwitzen beginnt. Dabei kommt es zur Entspannung der Muskulatur, auch die der inneren Hohlorgane.

Langer Kältereiz. Bei einer länger anhaltenden Einwirkung von intensiver Kälte hingegen (Eiswasserkompressen, Eisbeutel, Gelkissen usw.) wird eine Gefäßverengung bezweckt, um z. B. eine Blutungsgefahr nach einem Trauma oder ein postoperatives Nachbluten zu verhindern.

Mäßiger Kältereiz. Wenn jedoch eine Abkühlung (z. B. bei Fieber) angestrebt wird, dürfen die Anwendungen nur mäßig kalt sein (wenige bis maximal zehn Grad unter der Körpertemperatur) und müssen so feucht sein, dass sie durch entstehende Verdunstungskälte dem Körper Wärme entziehen. Eiswürfel im Wasser für Wadenwickel sind deshalb kontraproduktiv (und ausgesprochen unangenehm!) – sie verstärken die Tendenz zur Zentralisierung des Fiebers, weg von der Körperperipherie hin zum Körperzentrum.

6.1 Kalte Wickel nach Kneipp am Beispiel des Lendenwickels

Viele Kneipp-Anwendungen wirken nach dem Prinzip des kurzfristigen, intensiven Kältereizes, der über das vegetative Nervensystem wirkt und den Körper zur aktiven Wärmebildung anregt, die Stoffwechselaktivität steigert und damit zu einer besseren Flüssigkeits-Ausscheidung über die Haut durch Schwitzen anregt. Solche Anwendungen können belebend, entkrampfend, verdauungsfördernd und entspannend wirken.

Indikationen

Indikationen für einen Lendenwickel sind:

- Schlafstörungen,
- Verstopfung,
- Bauchweh aufgrund von Reizungen und Entzündungen im Bereich der Verdauungsorgane (Magen, Galle, Bauchspeicheldrüse, Darm),
- Bluthochdruck.

Kontraindikationen

Kontraindikationen für einen Lendenwickel sind:

- Harnwegsinfekt,
- Menstruation,
- Durchblutungsstörungen (Arteriosklerose),
- Ausgekühltheit, Frösteln.

Material

Folgendes Material wird benötigt (**Abb. 6.1 a**):

- 1 Innentuch (möglichst aus Leinen, ca. 40 × 150 cm),
- 1 Zwischentuch (Flanell- oder dünnes Frottiertuch, ca. 50 × 150 cm),
- 1 Woll-Außentuch (45 × 150 cm),
- Schüssel mit kaltem Leitungswasser.

P *An Stelle von Wasser kann Retterspitz äußerlich (kalt) angewendet werden.*

Durchführung

Das Außentuch und das Zwischentuch werden im Bett quer unter der Person in Lendenhöhe bereitgelegt. Das Innentuch wird zu einer Doppelrolle von beiden Seiten her aufgewickelt, mit kaltem Wasser getränkt und gut ausgewrungen. Nun legt man es der sitzenden Person vom Rücken her an (**Abb. 6.1 b**). Die Person legt sich hin, und das Innentuch wird nach vorne möglichst faltenlos, straff um den Unterleib gewickelt. Zwischen- und Außentuch werden satt darüber gewickelt (**Abb. 6.1 c**). Ein Lendenwickel soll in seiner Breite vom Rippenbogen bis zu den Oberschenkeln reichen. Den ganzen Körper gut warm in Decken einhüllen, insbesondere die Füße, damit eine gute Wiedererwärmung möglich ist.

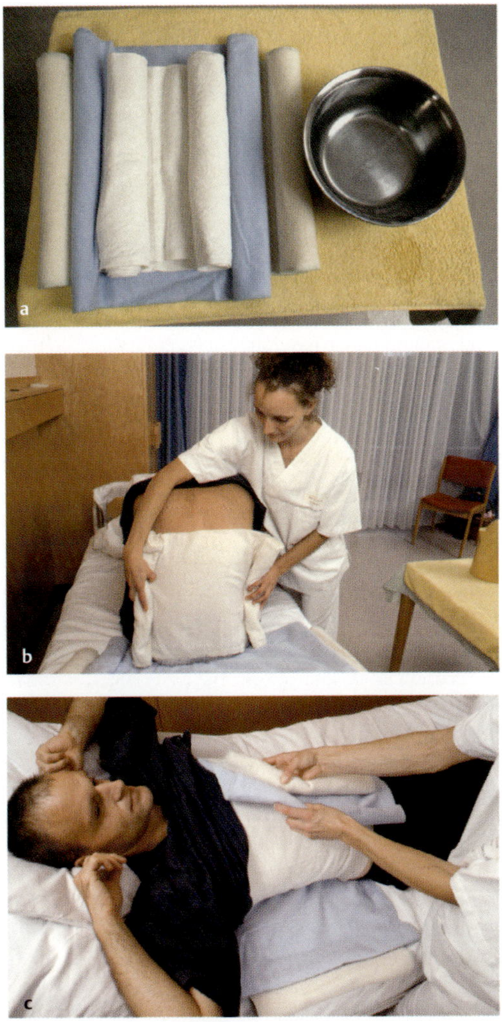

Abb. 6.1 ▪ **Lendenwickel nach Kneipp. a** Material. **b** Das Außentuch und das Zwischentuch werden im Bett quer unter der Person in Lendenhöhe bereitgelegt. Das Innentuch wird zu einer Doppelrolle von beiden Seiten her aufgewickelt, mit kaltem Wasser getränkt und gut ausgewrungen. Nun legt man es der sitzenden Person vom Rücken her an. **c** Die Person legt sich hin, und das Innentuch wird nach vorne möglichst faltenlos, straff um den Unterleib gewickelt. Zwischen- und Außentuch werden satt darüber gewickelt.

P *Wenn der Wickel nach 10 Minuten immer noch als kalt empfunden wird, Wärmflasche(n) an die Füße legen und ein heißes Getränk anbieten. Wenn weiterhin keine Erwärmung eintritt, den Wickel abnehmen.*

Anwendungsdauer und -häufigkeit. Die Anwendung erfolgt über 45 – 75 Minuten. In dieser Zeit wird der Lendenwickel warm und kann schließlich bis zum Schwitzen führen. Der Wickel wird 1 × täglich, kurmäßig über 2 – 3 Wochen angewendet.

Nachbereitung. Den Lendenwickel abnehmen, nach starkem Schwitzen die Haut mit klarem Wasser abwaschen, gut abtrocknen und nochmals warm und trocken einhüllen. 15 Minuten nachruhen und den Empfindungen „nachlauschen" lassen.

6.2 Prießnitz-Halswickel

Indikationen

Indikationen für einen Prießnitz-Halswickel sind:

- akute Halsentzündung,
- akute und chronische Entzündungen im Nasenrachenraum und in den Nasennebenhöhlen.

Kontraindikationen

Kontraindikationen für einen Prießnitz-Halswickel sind:

- beginnende Erkältung,
- Fieberanstieg (Schüttelfrost).

Material

Folgendes Material wird benötigt:

- 1 Leinentuch als Innentuch (z. B. Stofftaschentuch, halsbreit gelegt),
- 1 kleines Frottiertuch als Zwischentuch (z. B. Gästetuch, auf Halsbreite gelegt),
- 1 (Woll-)Strickschal als Außentuch,
- 1 Schüssel mit kaltem Leitungswasser.

Durchführung

Das Innentuch nass machen, gut auswringen und möglichst faltenlos anlegen, dabei den Bereich der Halswirbelsäule frei lassen (die dort verlaufenden Nervenbahnen können sehr kälteempfindlich reagieren). Darüber das trockene Zwischentuch und den Strickschal zirkulär um den Hals wickeln und das Ende feststecken. Bettruhe einhalten.

Anwendungsdauer und -häufigkeit. Bei akuter Entzündung abnehmen, sobald der Wickel sich erwärmt. Die Anwendung erfolgt 1 × täglich solange die Entzündung besteht. Bei einem chronischen Prozess kann ein solcher Halswickel auch über Nacht angelegt bleiben, er erfolgt dann 1 × täglich abends über mehrere Wochen.

Nachbereitung. Nach der Abnahme des Wickels gut nachtrocknen, ein trockenes Halstuch umlegen und noch eine Weile im Warmen bleiben.

6.3 Eisanwendungen

Indikationen

Indikationen für eine Eisanwendung sind:

- **kurzzeitig** (5 – 10 Min.): Schmerzdämpfung (z. B. akute Ischialgie),
- **längerfristig** (> 10 Min.): Blutungsneigung, Schwellungen aufgrund von Verletzungen (Prellung, Zerrung, Verstauchung usw.).

Kontraindikationen

Kontraindikationen für eine Eisanwendung sind:

- Nieren- und Harnwegsentzündungen,
- schwere Durchblutungsstörungen.

Eiskalte Anwendungen sollten vermieden oder nur mit größter Vorsicht angewendet werden bei:

- Kindern (je jünger, desto vorsichtiger),
- alten Menschen (je älter, desto vorsichtiger),
- verwirrten oder bewusstlosen Personen,
- Durchblutungsstörungen,
- Sensibilitätsstörungen,
- Fieber,
- Neigung zu Nervenreizungen,
- ausgekühlten und fröstelnden Personen.

Die vitalen inneren Organe im Rumpf- oder Kopfbereich sowie Körperstellen, die wenig Gewebspolsterung haben (manche Gelenke und Knochen), sind meist sehr kälteempfindlich, deshalb sollte grundsätzlich sehr sorgfältig geprüft werden, ob wirklich eine eiskalte Anwendung notwendig ist.

Material

Folgendes eignet sich für eine Eisanwendung (**Abb. 6.2**):

- Eisbeutel oder Gelkissen,
- gefrorene Salzwasserkompresse: Waschlappen oder Frottier-Gästetuch mit Salzwasser (0,5 TL Kochsalz pro Wasser) tränken, ausdrücken, glatt streichen und in einem Gefrierbeutel tiefkühlen,
- Schmierseifen-Gelkissen: Gefrierbeutel gewünschter Größe mit Schmierseife füllen, die gefüllte Fläche auf ca. 1 – 1,5 cm Dicke glatt drücken. Den Rand zweimal umknicken und zukleben oder verschweißen, dann tiefkühlen,

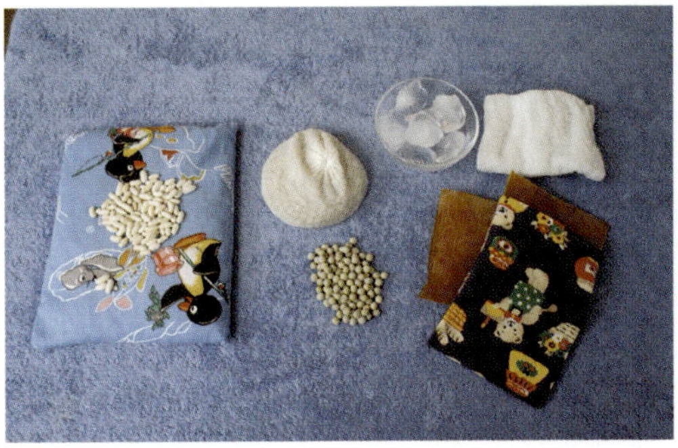

Abb. 6.2 ▪ **Eisanwendungen.** Verschiedene Materialien, die sich verwenden lassen.

- Kirschkernkissen: in das Gefrierfach legen und kurz kühlen.

Durchführung

Die gefrorene Kompresse in eine dünne Stoffhülle einwickeln und auf die Haut legen. Wegen der Gefahr von Kälteschäden muss die Auflagestelle sorgfältig beobachtet werden (s. u.).

Das Gefrierfach sollte nicht kälter als −10° bis −15 °C sein, da sonst die Eisanwendungen leicht Kälteschäden am Gewebe verursachen. Wenn das Gefrierfach kälter ist, die gefrorene Kompresse 5 – 10 Minuten vor der Anwendung herausnehmen und bei Zimmertemperatur liegen lassen.

M *Die Auflagestelle beobachten: Die Haut muss rosa bleiben und darf nicht weiß werden. Bei krampfartigen Schmerzen die Auflage sofort entfernen. Besondere Vorsicht gilt an Stellen mit wenig Gewebepolsterung oder wo besonders empfindliche Nervenbahnen oberflächlich verlaufen (Finger, Zehen, Gesicht). Hier können negative Auswirkungen durch ein schützendes Abdecken der Umgebung abgemildert werden (z. B. Schützen der Nervenbahnen im Gesichtsbereich während der Auflage einer Eiskompresse nach Zahnextraktion durch Abdecken der empfindlichen Umgebung mit etwas Watte).*

Anwendungsdauer und -häufigkeit. Damit die gefäßverengende Wirkung anhält und keine reaktive Durchblutungssteigerung eintritt, muss die Eisanwendung immer wieder erneuert werden. Die Gesamtdauer der Anwendung ist abhängig von der Indikation und sollte in Abstimmung mit der behandelnden Ärztin entschieden werden. Auch die Anwendungshäufigkeit richtet sich nach der Indikation in Abstimmung mit der behandelnden Ärztin.

Nachbereitung. Nach dem Beenden der Anwendung muss das gekühlte Gebiet weiterhin sorgfältig beobachtet werden.

6.4 Erbsensäckchen

Gekühlte Erbsensäckchen geben eine sanftere Kälte ab als z. B. Eisbeutel.

Indikationen und Kontraindikationen

Indikationen für ein Erbsensäckchen sind:

- Kälteanwendung bei akuten Gelenkbeschwerden,
- postoperative Vermeidung von Schwellungen,
- Vermeidung von Schwellungen bei Verstauchungen,
- Zerrungen,
- Prellungen,
- Kopfschmerzen.

Kontraindikationen sind nicht bekannt.

Material

Zur Herstellung eines Erbsensäckchens wird 1 Leinensäckchen (ca. 15 × 15 cm oder beliebig größer) oder ein an beiden Enden verknoteter Schlauchmull benötigt, welche zu $^2/_3$ mit getrockneten Schälerbsen gefüllt werden (s. **Abb. 6.2**).

Durchführung

3 – 4 Säckchen herstellen, im Gefrierfach über 3 – 4 Stunden kühlen, dann auflegen (bei Kopfschmerzen im Nacken oder auf die Stirn).

Anwendungsdauer und -häufigkeit. Sobald das Säckchen an Kälte verliert, gegen ein kaltes aus dem Gefrierfach tauschen. Die Anwendung erfolgt so oft, wie Kälte angebracht ist.

6.5 Wadenwickel

Indikationen

Indikationen für einen Wadenwickel sind:

- Fieber > 39 °C,
- Unruhe,
- Schlafstörungen (dann nur 1 × anlegen, nicht erneuern).

M *Fieber ist grundsätzlich eine wichtige Körperabwehrreaktion. Es sollte nur dann durch fiebersenkende Anwendungen gesenkt werden, wenn es die Person in ihrem Allgemeinbefinden zu sehr beeinträchtigt, schwächt oder gefährdet.*

Kontraindikationen

Kontraindikationen für einen Wadenwickel sind:

- kalte Hände und Füße,
- Frösteln,
- Schüttelfrost.

Material

Folgendes Material wird benötigt (**Abb. 6.3 a**):

- 1 Schüssel mit lauwarmem Wasser (Wassertemperatur sollte ca. 10 °C unter der Temperatur des Fiebernden liegen),
- 2 Baumwoll- oder Leinentücher (Geschirrtücher oder Mullwindeln),
- 1 großes Woll- oder Badetuch,
- Nässeschutz (Gummi, Liegelind o. ä.).

M *Nässeschutz grundsätzlich nur unterlegen, niemals zirkulär um die Beine wickeln, da sonst ein Hitzestau entstehen kann, der die angestrebte Wärmeableitung behindert.*

Durchführung

Wenn die Füße kalt sind, erst für Erwärmung sorgen. Ein warmes Fußbad bewirkt dies am schnellsten. Anschließend die Füße sorgfältig abtrocknen. In jedem Fall Socken anziehen, um die Füße während des Wickels warm zu halten. Schon das Erwärmen der Peripherie kann eine leichte Fieberabsenkung bewirken.

Die Innentücher wadenbreit zurechtlegen und aufrollen. Das Badetuch (evtl. mit einer Gummiunterlage darunter) unter den Waden quer ins Bett legen (**Abb. 6.3 b**). Die Innentücher für den Wadenwickel in das Wasser tauchen und auswringen. Die feuchten Tücher an beiden Beinen zwischen Knie und Knöchel (Gelenke unbedingt freilassen!) locker anlegen, damit Verdunstungskälte entstehen kann (**Abb. 6.3 c**). Den Wadenwickel lose mit dem Bade- oder Wolltuch überdecken.

P *Der Vorteil eines untergelegten Wolltuchs: Es schützt das Bett vor Nässe ohne die Wärme zu stauen und erspart einen weiteren Nässeschutz.*

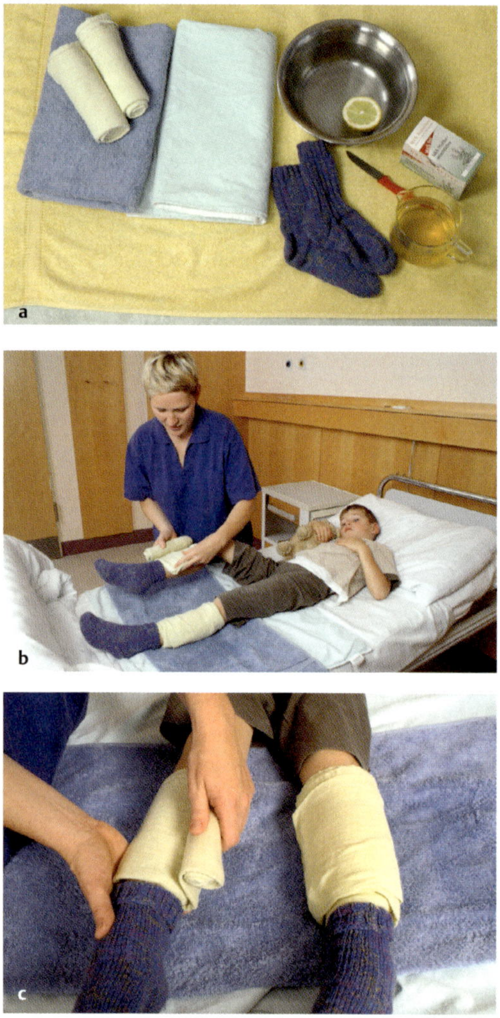

Abb. 6.3 ▪ **Wadenwickel. a** Material. **b** Ein Badetuch wird als Nässeschutz unter die Waden gelegt. **c** Die feuchten Tücher werden an beiden Beinen zwischen Knie und Knöchel (Gelenke unbedingt freilassen!) locker angelegt, damit Verdunstungskälte entstehen kann.

Fiebernde sind sehr wärmelabil und sollten je nach Wunsch zugedeckt werden, z. B. nur mit dem Bettbezug, einer über das Fußende des Bettes gehängten oder über einen Bettbogen gelegten Bettdecke.

Die Wadenwickel wirken zentral über das Wärmezentrum und lösen die Bildung von Körperschweiß aus, wodurch die Körpertemperatur sinkt. Das zweite Grundwirkungsprinzip des Wadenwickels ist Verdunstungskälte. Alles, was eine gute Luftzirkulation um den Wadenwickel gewährleistet, ermöglicht deshalb Kühlung.

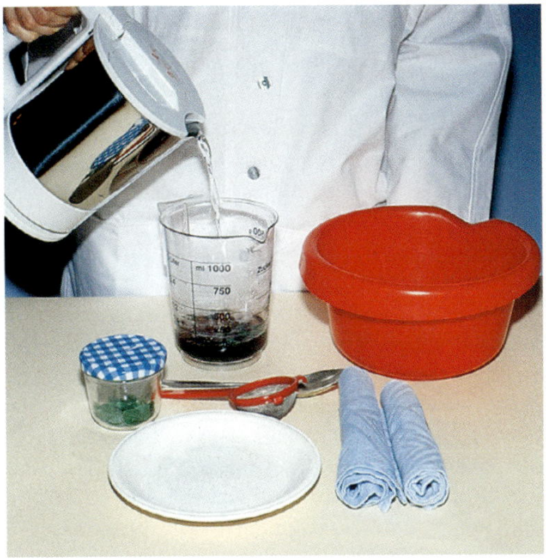

a 4 EL Pfefferminzblätter (oder 4 Teebeuteln) in einem Messbecher mit 500 ml kochendem Wasser aufgießen und 5 Minuten zugedeckt ziehen lassen.

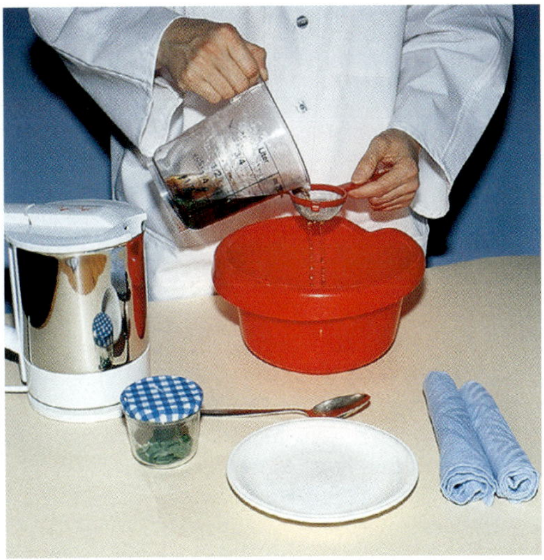

b Den Aufguss durch ein Sieb in eine Schüssel gießen.

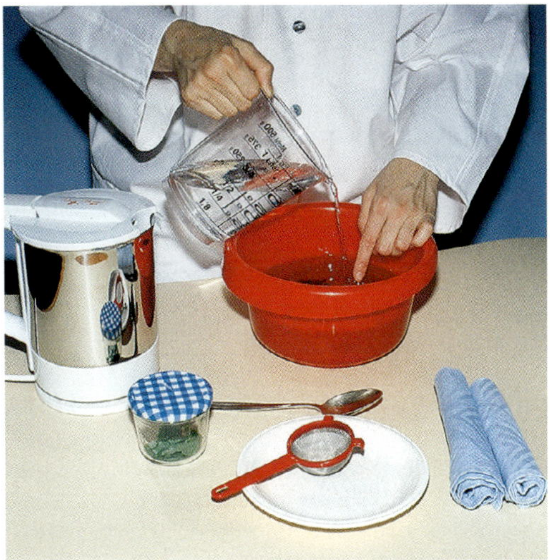

c 1 Liter kaltes Wasser hinzufügen.

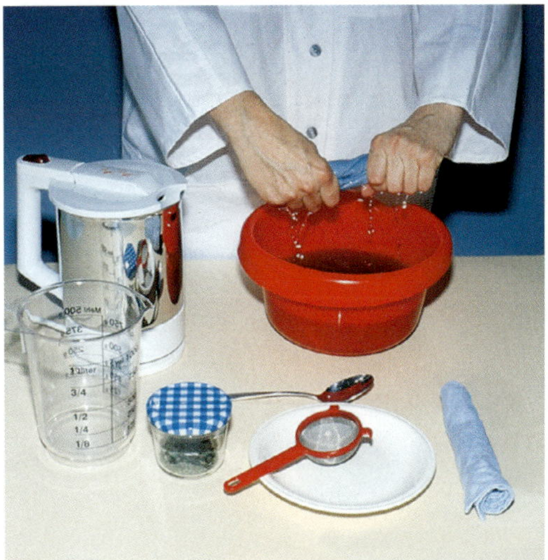

d Das Innentuch für den Wickel in der Schüssel nass machen und kräftig auswringen.

Abb. 6.4 ▪ **Pfefferminztee-Zusatz.** Für einen Wadenwickel kann ein Zusatz aus Pfefferminztee verwendet werden.

Nach wenigen Minuten muss die Wärme des Wadenwickels geprüft werden. Die Tücher entfernen, sobald sie aufgewärmt oder nur noch wenig feucht sind (nach ca. 5 – 10 Minuten, dies hängt jedoch auch von der Fieberhöhe ab), unter dem Wasserhahn auswaschen, erneut in der Schüssel tränken, auswringen und wieder anlegen.

M *Bei Fieber grundsätzlich reichlich zu Trinken anbieten, insbesondere bei kleinen Kindern und alten Menschen (Wasser oder Kräutertee, keine Milch).*

Anwendungsdauer und -häufigkeit. Die Wadenwickel insgesamt 3 – 4 × wechseln (Gesamtdauer ca. 30 – 40 Minuten), dann pausieren. Die Anwendungshäufigkeit richtet sich nach der Dauer des Fiebers – meist reicht eine Serie Wadenwickel aus, um das Fieber zu senken.

Nachbereitung. Frühestens nach 30 Minuten die Körpertemperatur kontrollieren.

Um die Inhalte zu vertiefen, können Sie sich das Video „Wadenwickel beim Kind" ansehen.

M *Wadenwickel sollen nicht zu einem starken und allzu raschen Fieberabfall führen. Bis 0,5 °C weniger sind oft schon ein gutes Ergebnis.*

Mögliche Zusätze

Mögliche Zusätze sind:

- **Obstessig:** Ein Schuss ins Wasser wirkt erfrischend,
- **Pfefferminztee:** Einen Teeaufguss aus 4 EL Pfefferminzblättern (oder 4 Teebeuteln) vorbereiten, diese in einem kleinen Krug mit 500 ml kochendem Wasser aufgießen, 5 Minuten zugedeckt ziehen lassen und durch ein Sieb in die Schüssel gießen. Dann noch 1 Liter kaltes Wasser hinzufügen (**Abb. 6.4**).
- **Zitrone:** 1/2 Zitrone aus kontrolliert- biologischem Anbau auf dem Grund der Wasserschüssel sternförmig ringsum einschneiden und anritzen, dann auf dem Schüsselboden ausquetschen, wodurch ätherische Öle und Saft ins Wasser gelangen (s. **Abb. 3.8**).

6.5.1 Lau-kühle Waschung als Alternative zum Wadenwickel

Bei manchen Patientinnen eignet sich eine lau-kühle Waschung besser zur Fiebersenkung als ein Wadenwickel. Mit lauem Wasser (ca. 10 °C unter der Körpertemperatur der Fiebernden) – mit oder ohne Zusatz – wird die entkleidete, aber mit einem vor zu rascher Abkühlung schützenden Tuch abgedeckte Person etappenweise abgewaschen: Erst einen Arm mit dem ausgedrückten Waschlappen befeuchten, an der Luft trocknen lassen und leicht bedecken. Dann auf dieselbe Weise den zweiten Arm, ein Bein nach dem anderen und schließlich noch Rumpfvorder- und Rumpfrückseite befeuchten.

Das Gesicht kann zu Beginn und/oder am Ende dieser Waschung erfrischend abgetupft werden. Vorteil dieser Art des Fiebersenkens ist es, dass sich die Patientinnen erfrischt und gepflegt fühlen. Der Zeitaufwand ist vergleichbar mit dem beim Wadenwickel.

6.6 Quarkauflage

Wenn Kühlung und Abschwellung angestrebt werden (z. B. bei Verstauchungen, Hämatomen, Entzündungen, Sonnenbrand usw.), hat sich die Anwendung von Quark als sehr effektiv erwiesen.

Quarkwirkung. Kommt der Quark mit der Haut in Berührung, leitet er einen Milchsäureprozess ein und wirkt anziehend auf Entzündungsstoffe, welche durch die saure Substanz abgeleitet werden. Er trocknet bald ein und regt die Durchblutung an. Er wirkt abschwellend und schmerzlindernd, was durch seine feuchte Kälte unterstützt wird.

Indikationen

Indikationen für eine Quarkauflage sind:

- gereizte, entzündete Venen infolge von Infusionen oder Blutabnahmen,
- gereizte, entzündete Krampfadern,
- Prellungen,
- Verstauchungen,
- Gelenkentzündungen,
- Hautprobleme (Sonnenbrand, Insektenstiche, Ekzeme, Akne, Neurodermitis),
- Halsschmerzen und Heiserkeit,
- beginnende Abszessbildung,
- Mastitis.

Kontraindikationen

Kontraindikation für eine Quarkauflage ist eine Milcheiweiß-Kontaktallergie. Quarkanwendungen sollten auf offenen Wunden (z. B. Ulcus cruris, Dekubitus usw.) vermieden werden, um ein Infektionsrisiko auszuschließen.

Material

Folgendes Material wird benötigt (**Abb. 6.5 a**):

- 1 Baumwolltuch oder Mullkompresse (mindestens doppelt so groß wie die beabsichtigte Auflagefläche),
- naturbelassener, zimmerwarmer Speisequark (Fettstufe unerheblich),
- 1 Messer,
- evtl. 1 dünne Mullbinde,
- 1 Nässeschutz zum Unterlegen.

M *Keine Quark-Zubereitungen (auch keine geschmacksneutralen) benutzen, sondern grundsätzlich „Speisequark". Aus hygienischen Gründen kleine, abgepackte Quarkmengen besorgen, insbesondere im stationären Bereich täglich eine frisch gelieferte Portion verwenden.*

Durchführung

Den Quark ca. 0,5 cm dick auf das Tuch oder die Kompresse zu gewünschter Fläche ausstreichen und die Tuchränder alle nach innen einschlagen (**Abb. 6.5 b**). Mit der nur von einer Stoffschicht bedeckten Seite auf die

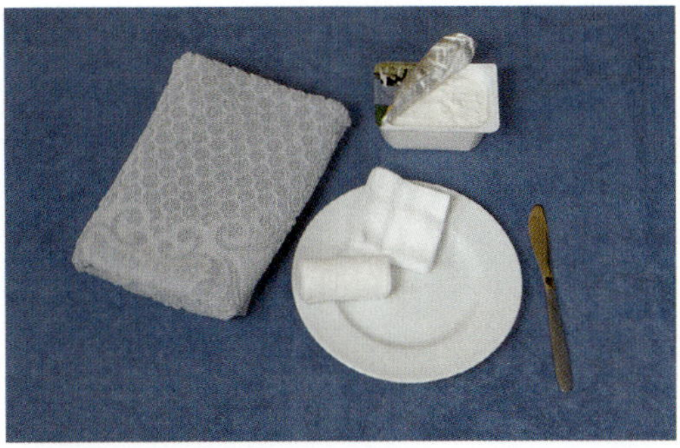

a Material für eine kühle Quarkauflage.

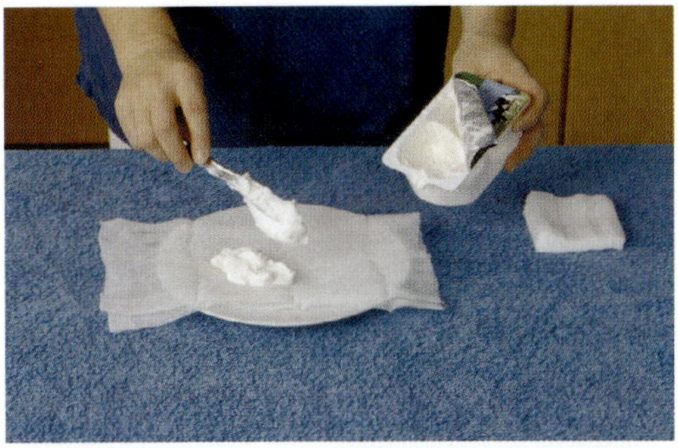

b Den Quark ca. 0,5 cm dick auf der Kompresse zu gewünschter Fläche ausstreichen und die Tuchränder alle nach innen einschlagen.

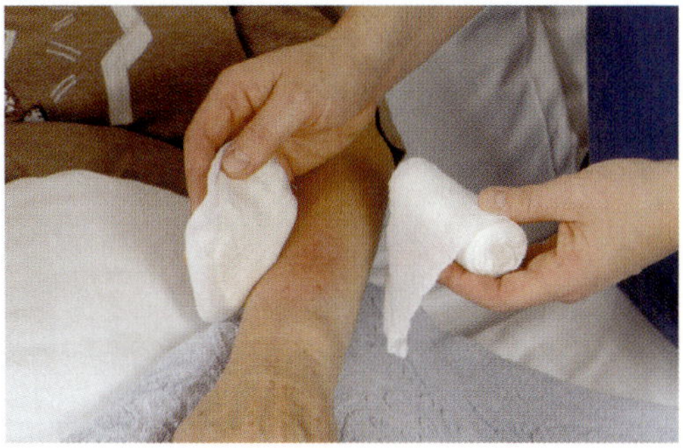

c Die Kompresse mit der nur von einer Stoffschicht bedeckten Seite auf die Haut legen. Zum Auffangen der Molke ein Handtuch als Nässeschutz unterlegen.

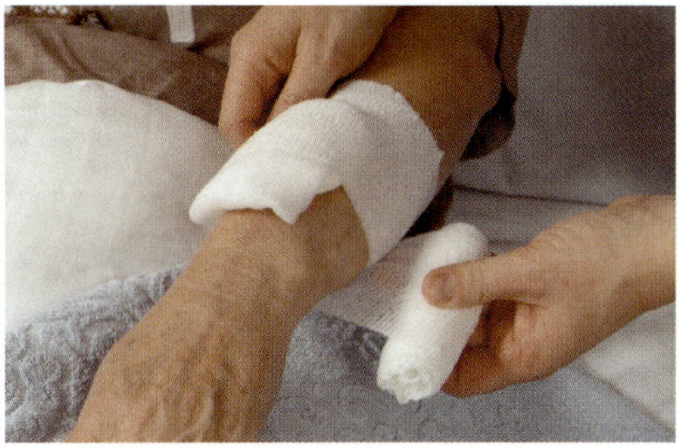

d Die Kompresse mit einer Mullbinde leicht befestigen.

Abb. 6.5 ▪ **Kühle Quarkauflage.** Quark wirkt kühlend und abschwellend z. B. bei Verstauchungen, Hämatomen, Entzündungen, Sonnenbrand.

Haut legen. Bei Bedarf mit einer Mullbinde leicht befestigen und einen Nässeschutz unterlegen (fängt die Molke auf, **Abb. 6.5 c – d**).

M *Quark darf nicht zu kalt aufgetragen werden, da er bei empfindlichen Personen sonst Schmerzen (Gefäßkrämpfe) verursachen kann. Bei sehr ausgekühlten oder kachektischen Personen sorgfältig die Wärmeregulation während der Anwendung beobachten und eventuell die Häufigkeit der Anwendung verringern.*

Anwendungsdauer und -häufigkeit. Die Auflage bei akut entzündlichen Prozessen maximal 20 Minuten angelegt lassen (z. B. Mastitis, Abszess), bei allen anderen Anwendungen solange die Kühlung als angenehm empfunden wird. Spätestens wenn der Quark einzutrocknen beginnt, das Päckchen abnehmen. Die Anwendung erfolgt ein- bis mehrmals am Tag. Bei starken Reizungen zunächst eher in kurzen Abständen (ca. halbstündlich), bei Besserung dann nur noch 1 – 2 × täglich. Entscheidend ist, dass die Person die Quarkauflage als lindernd und wohltuend empfindet.

Nachbereitung. Die Haut, falls nötig, trockentupfen.

Um die Inhalte zu vertiefen, können Sie sich das Video „Kühle Quarkauflage“ ansehen.

6.7 Zitronenauflage (kühl)

Zitronenauflagen erweisen sich in der praktischen Anwendung als ausgesprochen hitze- und entzündungsableitend. Der Duft der Zitrone macht diese Wickel und Kompressen sehr beliebt.

Indikationen

Indikationen für eine Zitronenauflage sind:

- Entzündungen der Mandeln oder des Rachens (als Halswickel),
- Fieber (als Fußsohlenauflage),
- Kopfschmerzen (als Fußsohlenauflage).

Kontraindikationen

Kontraindikationen für eine Zitronenauflage sind:

- Hautallergie auf Zitrusfrüchte,
- Neurodermitis,
- Hautverletzung im Bereich der Auflagestelle.

Material

Folgendes Material wird benötigt (**Abb. 6.6 a**):

- 1 dünnes Baumwoll- oder Leinentuch entsprechender Größe,
- 1 Außentuch (für den Hals z. B. ein Frottierhandtuch, für die Fußsohlen Baumwollsocken),
- 1 – 2 Zitronen aus kontrolliert biologischem Anbau,
- 1 Schneidebrett,
- 1 Messer.

M *Die Zitrone sollte unbedingt aus kontrolliert biologischem Anbau oder zumindest ungespritzt sein, da Insektizidrückstände zu heftigen Hautreizungen führen können. Dies gilt sowohl für die Verwendung von Zitronenscheiben als auch von -saft.*

Durchführung

Die Zitrone in dünne Scheiben schneiden und diese in einer Reihe nebeneinander legen (**Abb. 6.6 b**). Die Tuchränder darüber falten und festdrücken. Mit der nur von einer Stoffschicht bedeckten Seite auf die Haut legen.

Am Hals die Auflage von Ohr zu Ohr von vorne anlegen und den Halswirbelsäulenbereich freilassen. Das auf Halsbreite gelegte Frottierhandtuch zirkulär um den Hals wickeln, und eventuell mit einer Sicherheitsnadel befestigen (**Abb. 6.6 c**). An den Fußsohlen wird die Auflage durch das Überziehen von Baumwollsocken befestigt. Sowohl beim Halswickel als auch bei der Fußsohlenauflage sollte während der Anwendung geruht werden.

P *Bei hautempfindlichen Personen und Kindern unter 10 Jahren anstelle der Zitronenscheiben das Tuch mit verdünntem Zitronensaft befeuchten (1 – 2 EL Zitronensaft auf 1 Tasse Wasser) und anlegen.*

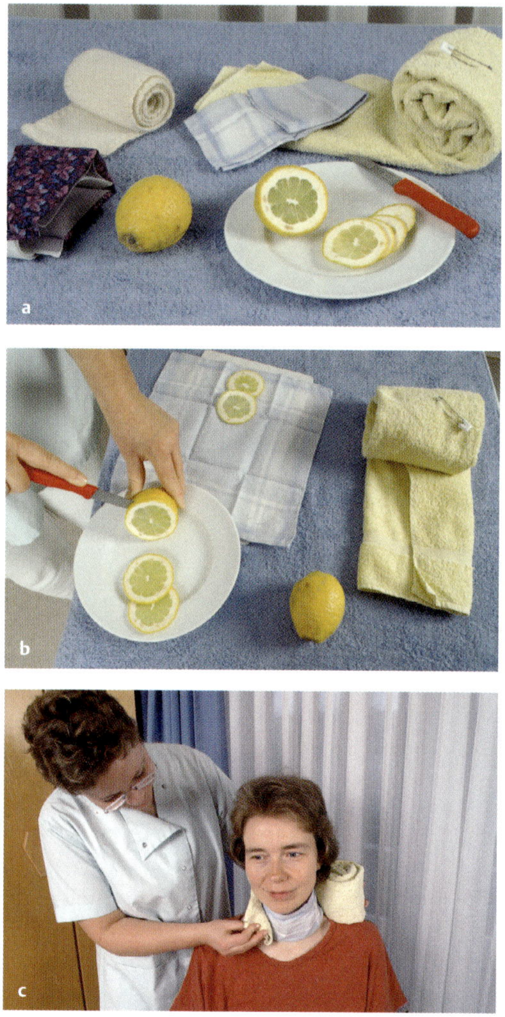

Abb. 6.6 ▪ Kühle Zitronenauflage. a Material. **b** Die Zitrone wird in dünne Scheiben geschnitten und diese in einer Reihe nebeneinander gelegt. **c** Am Hals wird die Auflage von Ohr zu Ohr von vorne angelegt, der Halswirbelsäulenbereich wird freigelassen. Das auf Halsbreite gelegte Frottierhandtuch wird zirkulär um den Hals gewickelt und eventuell mit einer Sicherheitsnadel befestigt.

Anwendungsdauer und -häufigkeit. Der Wickel bleibt 30 – 60 Minuten angelegt. Die Zitrone bewirkt auf der Haut am Hals ein Prickeln und eine leichte Rötung. Wenn dies als unangenehm empfunden wird, den Wickel abnehmen. Bei Fieber (Fußsohlenauflage) nur 15 Minuten angelegt lassen, dann nochmals mit frischen Zitronenscheiben erneuern. Die Anwendung erfolgt 1 × täglich, bei Fieber entsprechend mehrmals.

Nachbereitung. Nach Abnahme der Zitronenauflage die Haut gut abtrocknen und einen weichen Schal umlegen bzw. warme Socken überziehen.

7 Sonstige Wickel und Auflagen

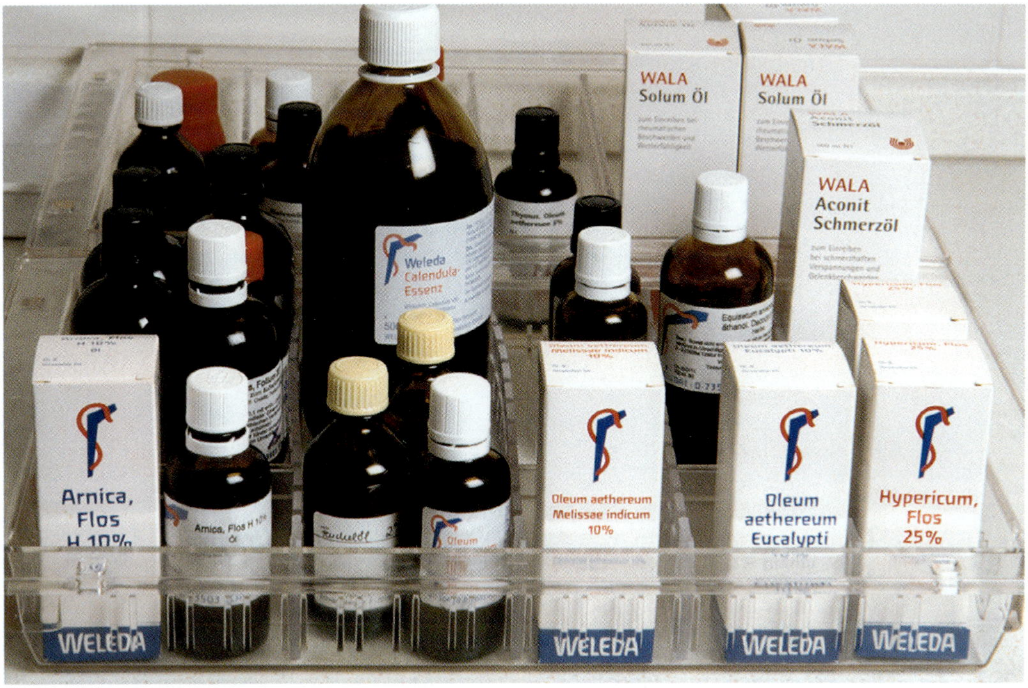

Im Folgenden sollen noch einige Anwendungen vorgestellt werden, die sich nicht klar unter die bisherigen Kapitel zuordnen lassen.

Alkohol und verschiedene Essenzen von Heilpflanzen sowie die Anwendung von Heilerde sind mit geringem Aufwand in der Pflege anzuwenden, vorausgesetzt, die benötigten Substanzen wurden bereits aus der Apotheke bezogen. Diese Anwendungen haben eine große Indikationsbreite und sind sehr wirkungsvoll.

7.1 Auflagen mit Alkohol und Essenzen

Verschiedene Auflagen mit Alkohol und Essenzen, deren Indikationen und Dosierungen sind in **Tab. 7.1** zusammengefasst.

Material

Folgendes Material wird benötigt:

- Essenz oder Alkohol (**Abb. 7.1**),
- 1 kleine Schüssel,
- 1 Messglas mit der entsprechenden Menge Wasser,
- 1 Löffel,

Tab. 7.1 Indikationen und Dosierungen verschiedener Auflagen mit Alkohol und Essenzen

Alkohol/Essenz	Indikation	Dosierung
Alkohol	▪ Schwellungen ▪ Verstauchungen ▪ Prellungen ▪ oberflächliche Venenentzündungen	▪ 1 Teil Alkohol 70 % ▪ 2 Teile Wasser
essigsaure Tonerde	▪ Schwellungen ▪ Verstauchungen ▪ Prellungen ▪ oberflächliche Venenentzündungen	▪ 1 Esslöffel essigsaure Tonerde ▪ 250 ml Wasser
Alkohol-Essigsaure-Tonerde-Gemisch (besser verträglich als Alkohol oder essigsaure Tonerde)	▪ Schwellungen ▪ Verstauchungen ▪ Prellungen ▪ oberflächliche Venenentzündungen	▪ 1 Teil Alkohol 70 % ▪ 1 Teil essigsaure Tonerde ▪ 1 Teil Wasser
Arnika-Essenz	▪ Verstauchungen ▪ Quetschungen ▪ Blutergüsse ▪ Gelenkentzündungen ▪ nervöse Herzbeschwerden (nach Wunsch kühl bis warm) ▪ Angina pectoris (nach Wunsch kühl bis warm) ▪ chronische Arthritis (heiß) ▪ Gelenkschmerzen (heiß)	▪ 1 Teelöffel Arnika-Essenz ▪ 250 ml Wasser
Borago 20 %-Essenz	▪ Krampfadern ▪ Venenentzündungen	▪ 1 Esslöffel Borago-Essenz ▪ 500 ml Wasser
Calendula-Essenz	▪ schlecht heilende Wunden ▪ Schürfungen ▪ Prellungen ▪ Krampfadern	▪ 1 – 2 Teelöffel Calendula-Essenz ▪ 250 ml Wasser
Combudoron-Essenz	▪ Verbrennungen ▪ Verbrühungen ▪ Sonnenbrand ▪ Nesselausschlag ▪ Insektenstiche	▪ 1 Teil Combudoron-Essenz ▪ 9 Teile Wasser
Oxalis 20 %-Essenz	▪ Regulierung der Tätigkeit von Magen, Leber und Darm ▪ Lösung von Krämpfen (körperwarme Anwendung)	▪ 1 Esslöffel Oxalis 20 %-Essenz ▪ 250 ml Wasser
Symphytum 20 %-Essenz	▪ Prellungen ▪ Quetschungen ▪ Hämatome ▪ Zerrungen ▪ Knochenbrüche ▪ Gelenkentzündungen und -schmerzen ▪ Unterstützung der Kallusbildung	▪ 1 Esslöffel Symphytum 20 %-Essenz ▪ 250 ml Wasser

Vorsicht:
- Alkohol, essigsaure Tonerde und Arnika nicht auf offene Wunden bringen
- Arnika und Combudoron nicht bei Arnika-Unverträglichkeit anwenden

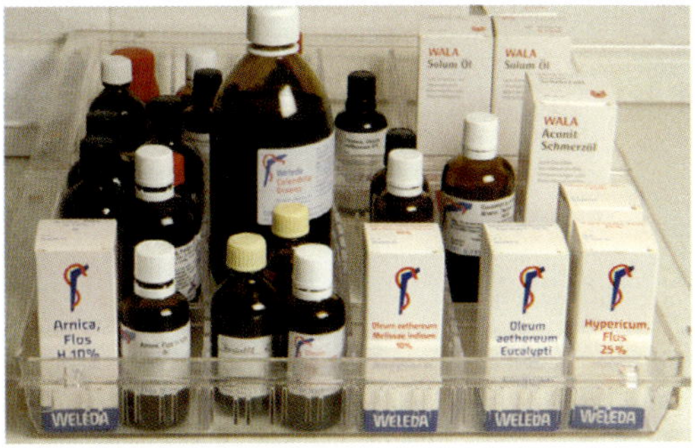

Abb. 7.1 ▪ **Auflagen mit Essenzen.** Verschiedene Essenzen, die für Auflagen verwendet werden können.

- 1 Baumwoll- oder Leinentuch in der entsprechenden Größe (2–4 lagig),
- evtl. 1 Frottiertuch als Außentuch,
- bei Bedarf Nässeschutz zum Unterlegen.

P *Alle genannten Essenzen gibt es fertig aus der Apotheke zu beziehen, sie müssen nur noch vor Gebrauch entsprechend mit Wasser verdünnt werden. Wenn in der* **Tab. 7.1** *nicht anders angegeben, werden diese Auflagen kühl angewendet.*

Durchführung

Die Zutaten genau abmessen und in der Schüssel mischen. Das Tuch eintauchen, auswringen, auflegen und wenn nötig befestigen.

Anwendungsdauer. Kühlende Auflagen wechseln, sobald sie warm werden, warme, entkrampfende, so lange sie gut tun. Die Anwendung erfolgt ein- bis mehrmals täglich.

P *Auflagen mit Essenzen lassen sich auch gut in einer kleinen Schüssel vorrichten, so dass sich die Person die entsprechende Auflage immer wieder selbst erneuern kann.*

M *Auflagen, die kühlen sollen, nur leicht abdecken. (Warme) Auflagen, die entkrampfen sollen, mit dem Frottiertuch abdecken und mit dem Außentuch umwickeln.*

7.2 Dunstwickel mit Arnika-Essenz

Der Dunstwickel ist die einzige Anwendung, bei der Umhüllen mit einer Kunststoff-Folie tatsächlich erlaubt ist, um eine Intensivierung der spezifischen Substanzwirkung zu erreichen.

Indikationen

Indikationen für einen Dunstwickel mit Arnika Essenz sind:

- chronische Gelenkentzündung,
- Gelenkschmerzen.

Kontraindikationen

Kontraindikationen für einen Dunstwickel mit Arnika-Essenz sind:

- Arnika-Unverträglichkeit,
- Hautdefekte im Auflagebereich.

Material

Das Material entspricht dem der Auflage mit Arnika-Essenz (S. 63). Zusätzlich wird ein Stück Kunststofffolie benötigt, das groß genug ist, um das betroffene Gelenk umwickeln zu können.

Durchführung

Auch die Durchführung entspricht der der Auflage mit Arnika-Essenz (S. 65). Zusätzlich wird das Innentuch jedoch mit der Kunststoff-Folie umwickelt, so dass der Wickel nicht austrocknet, sondern das Gelenk für die Anwendungsdauer in „Arnika-Dunst" gehüllt ist.

Zu Beginn der Anwendung wird zweimal im Abstand von 5 Minuten die Haut unter dem Dunstwickel sorgfältig beobachtet. Wenn eine Hautirritation oder Rötung erscheint, wird die Anwendung sofort beendet (Arnika-Unverträglichkeit).

Anwendungsdauer und -häufigkeit. Der Dunstwickel wird 1 × täglich für ca. 1 Stunde angelegt.

Nachbereitung. Nach der Abnahme des Dunstwickels wird die Haut sorgfältig abgetrocknet, das Gelenk trocken und warm gehalten und 15–30 Minuten nachgeruht.

7.3 Heilerde-Anwendung

Heilerde (ein spezieller Löß) hat kühlende und sorptionsfähige Eigenschaften. Sie scheint, wegen der denkbar einfachen Handhabung, gerade in der professionellen Pflege gut einsetzbar, zumal es eine nebenwirkungsfreie Anwendung ist.

Indikationen und Kontraindikationen

Indikationen für eine Heilerde-Anwendung sind:

- Hautprobleme (Furunkel, Ekzeme, Akne),
- Nagelbettentzündung,

- Venenentzündung,
- Lymphknotenschwellung,
- Mandelentzündung,
- Insektenstiche,
- Verbrennungen,
- entzündliche und degenerative Gelenkserkrankungen,
- Verstauchungen,
- Prellungen,
- Hyperthyreose (als Halswickel).

Kontraindikationen sind nicht bekannt.

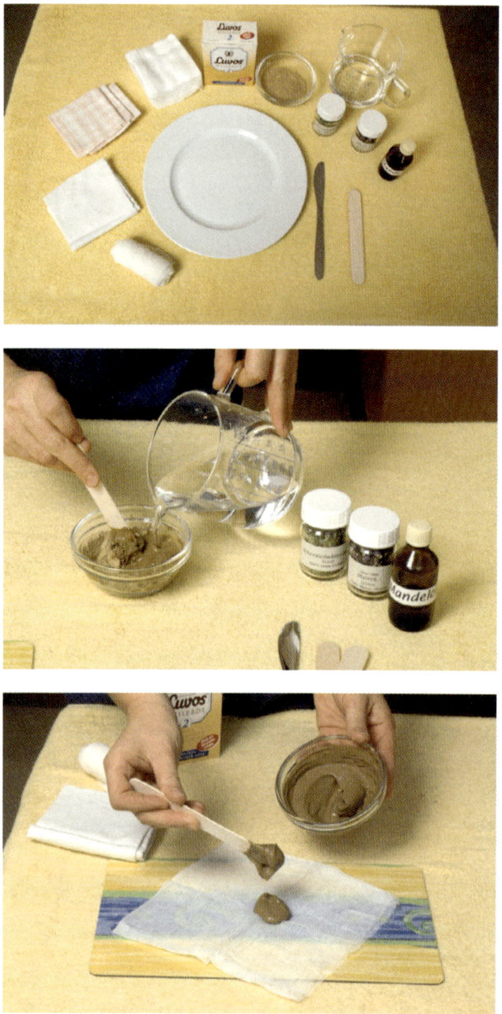

Abb. 7.2 ▪ **Heilerde-Anwendung. a** Material. **b** Die Heilerde wird mit wenig Wasser zu einem streichfähigen Brei verrührt. **c** Bei besonders gereizten, empfindlichen Stellen, wird der Heilerdebrei auf ein Tüchlein gestrichen und die Ränder nach oben übereinander gefaltet.

Material

Folgendes Material wird benötigt (**Abb. 7.2 a**):

- Luvos 2 -Heilerde,
- 1 Schüssel,
- 1 Spatel,
- Wasser oder Kräutertee,
- 1 dünnes Baumwolltuch oder 1 Mullkompresse,
- etwas Watte oder 1 kleines Zwischentuch,
- Befestigungsmaterial (Binde, Schlauchmull oder Außentuch).

Durchführung

Die Heilerde mit wenig Wasser zu einem streichfähigen Brei verrühren, 0,5 cm dick direkt auf die Haut auftragen und mit dem dünnen Tuch oder der Mullkompresse bedecken. Bei besonders gereizten, empfindlichen Stellen, Heilerdebrei auf ein Tüchlein streichen, die Ränder nach oben übereinander falten, das Päckchen mit der nur von einer Gewebeschicht bedeckten Seite auf die Haut legen, mit dem Zwischentuch oder der Watte bedecken und befestigen (**Abb. 7.2 b – c**).

P *Anstatt nur mit Wasser, kann Heilerde auch mit einem abgekühlten Kräutertee angerührt werden, z. B.:*

- **Kamille, Sanikel, Schachtelhalm**: Entzündungen der Haut oder Schleimhaut,
- **Honigklee**: Geschwollene Krampfadern oder Venenentzündung,
- **wildes Stiefmütterchen**: Juckreiz, Ekzeme oder Hautausschläge.

Anwendungsdauer und -häufigkeit. Die Anwendung so lange aufgelegt lassen, bis die Heilerde abgetrocknet ist und bröselig wird (ca. 1 – 2 Stunden) oder die kühlende Wirkung nachgelassen hat. Bei akuten Beschwerden 1 × täglich anwenden bis eine Besserung eintritt, bei chronischen Beschwerden 2 – 3 × wöchentlich über einige Wochen.

Nachbereitung. Heilerde-Reste mit lauwarmem Wasser abwaschen und die Haut trockentupfen. Wenn bei Abnahme einer großflächigen Heilerde-Auflage einige Stellen noch nass sind, deutet dies auf Durchblutungsstörungen in dem entsprechenden Bereich hin. Bei der nächsten Anwendung die Heilerde dünner auftragen.

P *Bei regelmäßiger Heilerde-Anwendung trocknet die Haut vermehrt aus. Wenn nötig, kann Heilerde dann halb mit Wasser und halb mit Pflanzenöl angerührt werden. Nach der Anwendung kann man die Haut auch mit pflanzlichem Öl oder Creme nachfetten.*

7.4 Kohlauflage

Kohl wurde schon von den Römern nicht nur zu Nahrungszwecken, sondern auch in der Heilkunde angewendet und wird heute in verschiedenen Krankenhäusern und ambulanten Pflegeeinrichtungen mit Erfolg von Pflegenden eingesetzt. In der genaueren Auseinandersetzung mit einzelnen Kohlsorten bildete sich die Erfahrung, dass verschiedene Kohlsorten durchaus unterschiedliche Wirkungsschwerpunkte haben können.

Indikationen und Kontraindikationen

Wirsing. Indikationen sind:

- Entzündungen und Verletzungen der Gelenke,
- Gicht,
- Muskelzerrungen,
- Schmerzen infolge von Operationen und Vernarbungen,
- Abszessbildung,

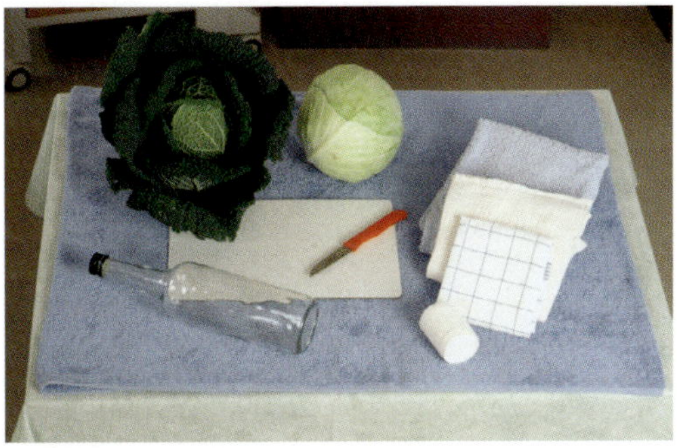

a Material für eine Kohlauflage.

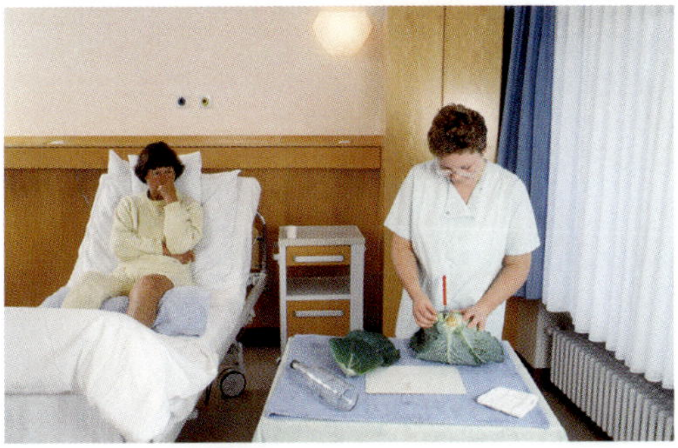

b Für eine Kohlauflage die äußeren, dunklen Blätter verwenden.

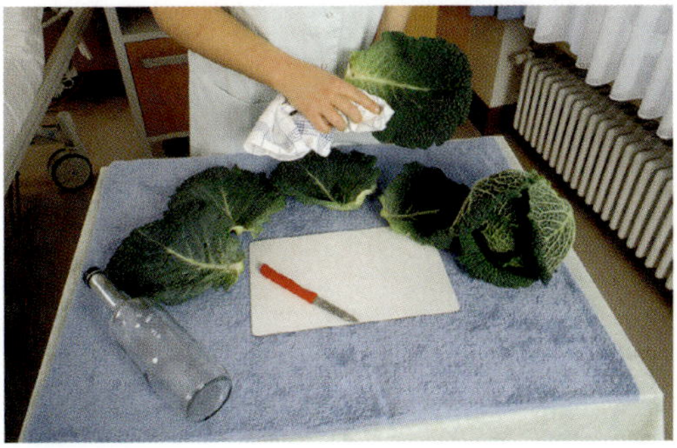

c Die Blätter waschen und trocknen.

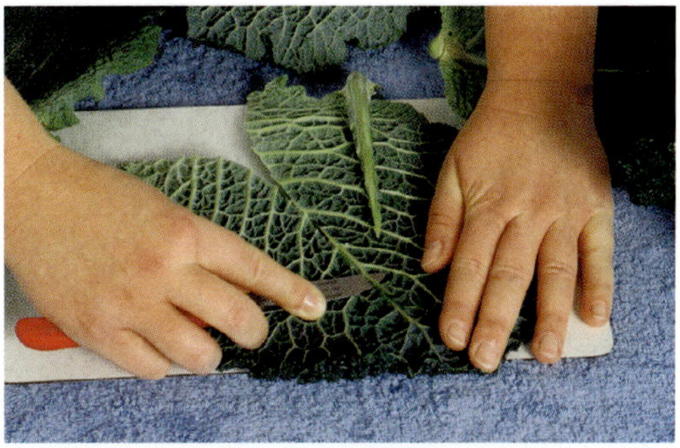

d Die dicken Blattadern zur Druckreduzierung entfernen.

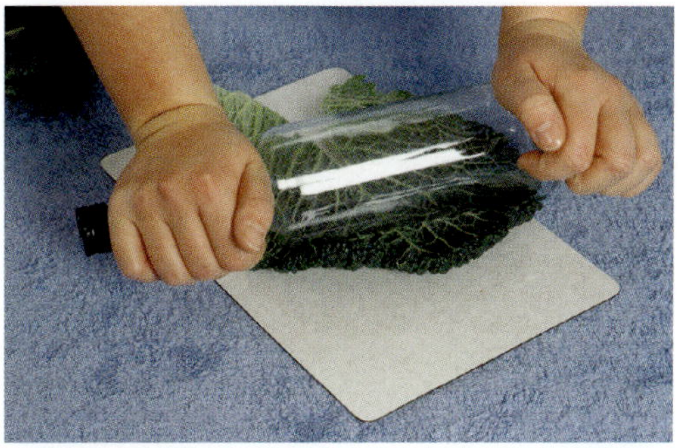

e Die Blätter auf einer Resopalunterlage mit einer Glasflasche platt rollen, bis etwas Saft austritt.

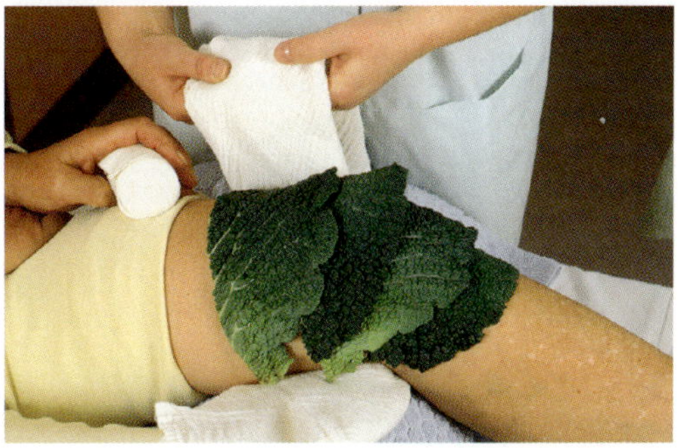

f Die Wirsingblätter dachziegelartig übereinanderlappend anlegen, mit einer Tuchschicht bedecken und mit einer elastischen Binde befestigen.

Abb. 7.3 ▪ **Kohlauflage.** Herstellen und Anlegen einer (Wirsing-) Kohlauflage.

- Nagelbettentzündung,
- Ohrenschmerzen.

Weißkohl. Indikationen sind:

- schlecht heilende, unreine Wunden und Geschwüre,
- Venenentzündungen,
- Gelenkergüsse,
- Mastitis,
- Insektenstiche.

Kontraindikationen sind nicht bekannt.

Material

Folgendes Material wird benötigt (**Abb. 7.3 a**):

- 1 Kopf Wirsing oder Weißkohl,
- 1 saubere Glasflasche,
- 1 Messer und Schneidebrett (nicht aus Holz),
- 1 dünnes Baumwolltuch oder Kompressen,
- 1 Binde zum Anwickeln bzw. 1 entsprechendes Tuch zum Befestigen,
- 1 Bettschutz.

Durchführung

Vom Kohl werden die dunklen, äußeren Blätter verwendet (gilt sowohl bei Wirsing als auch bei Weißkohl). Diese werden abgewaschen und trocken getupft, die dicken Blattadern herausgeschnitten (zur Druckvermeidung) und die Blätter auf einer Resopalunterlage mit der Glasflasche platt gerollt, bis etwas Saft austritt (**Abb. 7.3 b – e**)

M *Zum Plattrollen sollte kein Holzbrett und kein Wellholz benutzt werden, da diese zu viel Kohlsaft aufsaugen.*

Wirsing. Auf intakter Haut die Wirsingblätter dachziegelartig übereinanderlappend anlegen, mit einer Tuchschicht bedecken und mit einer elastischen Binde befestigen (**Abb. 7.3 f**). Für kleine Flächen die Kohlblätter in Streifen schneiden.

Weißkohl. Für offene Wunden den Weißkohl genau auf die Größe der Wundfläche zurechtschneiden (damit das Sekret die Wundränder nicht angreift). Einen Wundverband mit Kompressen, Zellstoff und Binde darüber wickeln.

Anwendungsdauer und -häufigkeit. Bei offenen Wunden die Auflage 30 Minuten bis 2 Stunden anlegen, bis Wundsekret abfließt und u. U. einen frischen Verband notwendig macht. Ansonsten 1 – 12 Stunden angelegt lassen (z. B. über Nacht). Die Anwendung erfolgt 1 – 2 × täglich.

Häufig verfärbt sich der Kohl unter der Anwendung, wird braun und riecht unangenehm, dann die Auflage entfernen.

M *Kohlanwendungen können manchmal sehr stark wirken und kurzzeitig die Schmerzen verstärken. Wenn innerhalb von 15 – 20 Minuten keine Linderung eintritt, die Kohlauflage entfernen.*

Nachbereitung. Nach Abnahme der Kohlauflage die Haut abwaschen und gut abtrocknen. Offene Wunden z. B. mit Ringerlösung spülen und mit einem frischen Verband versehen.

7.5 Bockshornkleeauflage

Bockshornklee lässt sich kühl oder warm als Kataplasma einsetzen – eine altbekannte Maßnahme, die heutzutage eher in Vergessenheit geraten ist.

Indikationen und Kontraindikationen

Warme Bockshornkleeauflage. Indikationen sind:

- akute und chronische Gelenkentzündung,
- Nasennebenhöhlenentzündung,
- Erweichen von Furunkeln und Abszessen,

Kühle Bockshornkleeauflage. Indikationen sind:

- akute Sehnenscheidenentzündung,
- Tennisellbogen.

Kontraindikation ist eine starke Hautempfindlichkeit.

Material

Folgendes Material wird benötigt (**Abb. 7.4 a**):

- 2 – 4 EL Bockshornklee-Pulver (je nach Größe der Auflage),
- 1 kleine Schüssel,
- heißes Wasser,
- 1 Mullkompresse oder 1 Baumwolltuch,
- 1 Zwischentuch (z. B. kleines Frottiertuch),
- Befestigung (Binde oder abgeschnittener Strumpf, Schlauchmull).

Durchführung

Warme Anwendung. Die Zubereitung erfolgt wie bei der Leinsamenkompresse (S. 36).

Kühle Anwendung. Das Bockshornklee-Pulver mit wenig Wasser zu einem streichfähigen Brei anrühren (**Abb. 7.4 b**).

Den jeweiligen Brei 1 cm dick auf das Tüchlein streichen, die Ränder nach oben schlagen und das Päckchen mit der nur von einer Gewebeschicht bedeckten Seite auflegen und befestigen (**Abb. 7.4 c – d**).

P *Der Brei wird noch geschmeidiger, wenn 1 Teelöffel Öl mit eingerührt wird.*

Anwendungsdauer und -häufigkeit. Die Auflage bleibt 45 Minuten bis 2 Stunden angelegt (so lange es sich an-

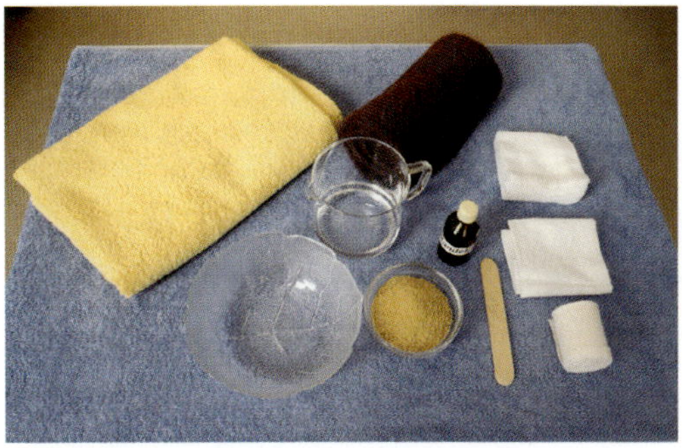

a Material für eine kühle Bockshornkleeauflage.

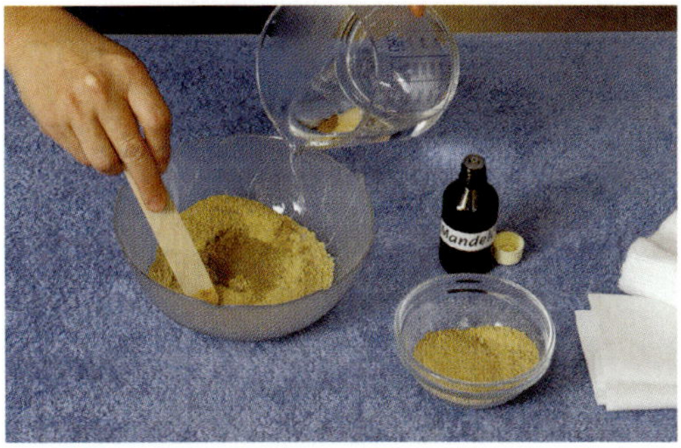

b Das Bockshornklee-Pulver mit wenig Wasser zu einem streichfähigen Brei anrühren.

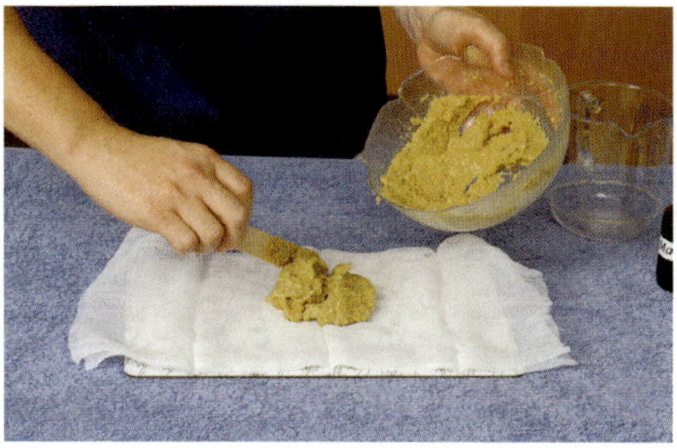

c Den Brei 1 cm dick auf das Tüchlein streichen und die Ränder nach oben schlagen

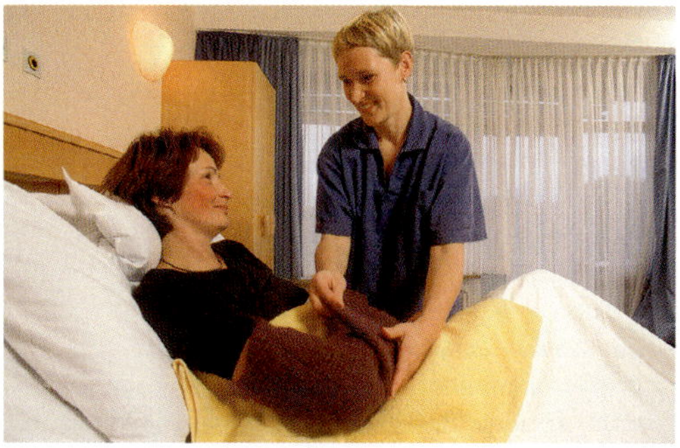

d Das Päckchen mit der nur von einer Gewebeschicht bedeckten Seite auflegen und mit einem Außentuch befestigen.

Abb. 7.4 ▪ **Bockshornkleeauflage.** Bockshornklee lässt sich kühl oder warm als Kataplasma einsetzen.

genehm anfühlt). Die Anwendung erfolgt 1 × täglich bis zum Abklingen der Beschwerden.

Nachbereitung. Nach Abnahme der warmen Anwendung wird die Auflagestelle warm gehalten.

7.6 Kirschkernsäckchen

Das Holz von Kirschkernen nimmt Wärme besonders gut auf und gibt sie nur langsam wieder ab. Ein Kirschkernsäckchen schmiegt sich weit besser als eine Wärmflasche an den Körper an und verbessert so auch die Wärmeleitung.

Indikationen und Kontraindikationen

Indikationen für die Anwendung trockener Wärme durch ein Kirschkernsäckchens anstelle einer Wärmflasche oder eines Heizkissens sind:

- Verspannungen und Schmerzen im Rücken,
- kalte Füße,
- Bauchgrimmen,
- Entkrampfung unter der Geburt.

Kontraindikationen sind nicht bekannt.

Material

Folgendes Material wird benötigt:

- 1 Leinensäckchen (ca. 20 × 25 cm), gut zur Hälfte gefüllt mit gründlich gewaschenen und gut getrockneten Kirschkernen (**Abb. 7.5**, fertige Kirschkernsäckchen sind auch im Handel erhältlich),
- Wärmeschrank oder Heizkörper zum Aufwärmen.

P *Kirschkernsäckchen können auch im Gefrierfach gekühlt und als Kälteanwendung genützt werden (S. 57).*

Durchführung

Erwärmung des Kirschkernsäckchens:

- **Mikrowelle:** Bei 600 – 850 Watt, 1 – 2 Minuten (wichtig: $^1/_2$ Glas Wasser dazustellen, sonst Brenngefahr!).
- **Backofen:** Bei 150 ° Grad, 10 – 20 Minuten (wichtig $^1/_2$ Glas Wasser dazustellen, sonst Brenngefahr).

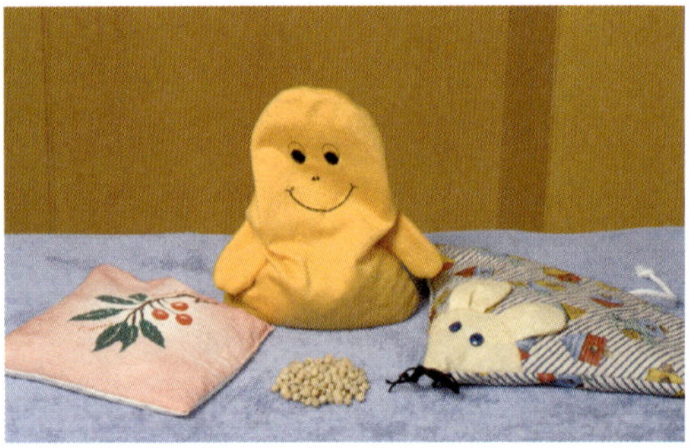

Abb. 7.5 ▪ **Kirschkernsäckchen.** Das Holz von Kirschkernen nimmt Wärme besonders gut auf und gibt sie nur langsam wieder ab. Es schmiegt sich besonders gut an den Körper an.

- **Heizung oder sonstige Wärmequellen:** Drauflegen (Erwärmung ist eher mäßig).

Das vorgewärmte Kirschkernsäckchen direkt auf den Körper auflegen, es schmiegt sich sehr gut an. Mit dem warmen Kirschkernsäckchen kann auch der Nacken oder Rücken (z. B. zwischen den Wehen) massiert werden.

P *Beachten Sie beim Anlegen des Säckchens die Reaktion der Patientin, insbesondere bei Säuglingen, Kleinkindern und älteren Menschen. Bei guter Wärmeverträglichkeit, Säckchen auflegen.*

Anwendungsdauer und -häufigkeit. Die Anwendungsdauer und -häufigkeit erfolgt nach Belieben.

7.7 Kräutersäckchen und -kissen (trocken)

Indikationen und Kontraindikationen

Im Folgenden sind verschiedene Kräutersäckchen mit Indikation, bzw. Wirkung aufgeführt (**Abb. 7.6**):

- **Kamillenblüten-Säckchen:** Schnupfen, Nasennebenhöhlenentzündung, Stirnhöhlenentzündung, Ohrenschmerzen, Mumps, Zahnschmerzen, Kopfschmerzen, Unruhe, Bauchweh, Schlaflosigkeit bei Kindern,
- **Lavendelsäckchen:** beruhigend (1 Teil Lavendelblüten und 1 Teil Melissenblätter),
- **Honigkleesäckchen:** beruhigender Schlaf (1 Teil Honigklee und 1 Teil Zitronenmelisseblätter, blühende Sprossspitzen [ca. 10 cm lang] ernten, trocknen und einfüllen)
- **Waldmeister:** beruhigender Schlaf (ähnlich wie Honigklee)
- **Rosenblütensäckchen**: beruhigend, harmonisierend, zum Stressabbau,
- **Majoran:** bei unruhigen Kindern, als Schlafkissen (1 Teil Majoran und 1 Teil Lavendelblüten),
- **Gänsefingerkraut:** Menstruationsbeschwerden,

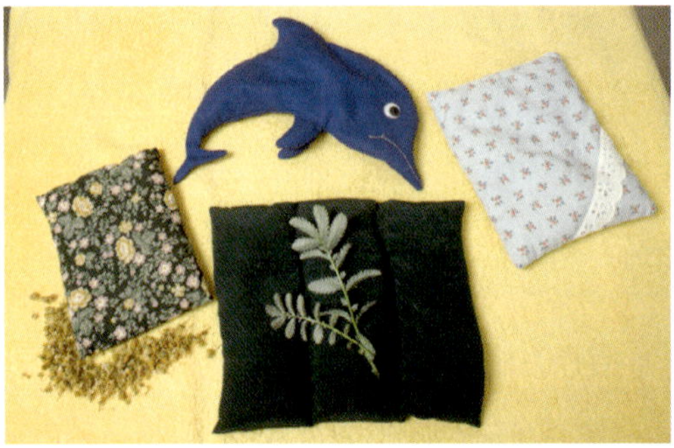

Abb. 7.6 ▪ **Kräutersäckchen.** Sie werden meist leicht angewärmt, damit sich die ätherischen Öle besser verflüchtigen.

- **Zitronenmelisseblätter:** Trägersubstanz für andere Pflanzen.

Trockene Kräutersäckchen werden meist nur leicht angewärmt, damit sich die ätherischen Öle besser verflüchtigen. Sie können z. B. auf das Ohr oder den Unterbauch gelegt werden, andere legt man sich beliebig nahe auf oder neben das Kopfkissen, um den Duft einzuatmen. Spezielle Pflanzeninformationen sind im Anhang zu finden.

Kontraindikation ist eine Unverträglichkeit der Inhaltsstoffe der jeweiligen Kräuter.

P *Trockene Kräutersäckchen bewahren ihren natürlichen Duft erstaunlich lange (nach 2–3 Monaten verfliegt der wirksame Duft) – durch Aufschütteln und Reiben verstärkt sich der Duft immer wieder neu. Sie müssen erneuert werden, wenn sie nicht mehr duften oder verschmutzt und unhygienisch geworden sind (sollten aber max. 15 mal verwendet werden). Hopfenkissen müssen nach 3 Wochen spätestens erneuert werden.*

Material

Ein dünnes Stoff- oder Gazesäckchen (ca. 10 × 20 cm) gut zur Hälfte füllen und zunähen.

Durchführung

Das Kamillenblütensäckchen vor Gebrauch trocken anwärmen (z. B. auf die Heizung oder auf eine Wärmflasche legen). Die anderen Kräutersäckchen können auch ohne Wärme verwendet werden.

Die Kissen können auch feucht-heiß über dem Wasserbad erhitzt werden; dann sollten sie jedoch nicht häufiger als 2–3 × verwendet werden.

Anwendungsdauer und -häufigkeit. Die Anwendung erfolgt nach Belieben 30 Minuten bis mehrere Stunden.

M *Kamille kann bei zu langandauernder oder zu häufiger Anwendung eine allgemeine erhöhte Reizbarkeit hervorrufen.*

8 Profi-Hintergrundwissen

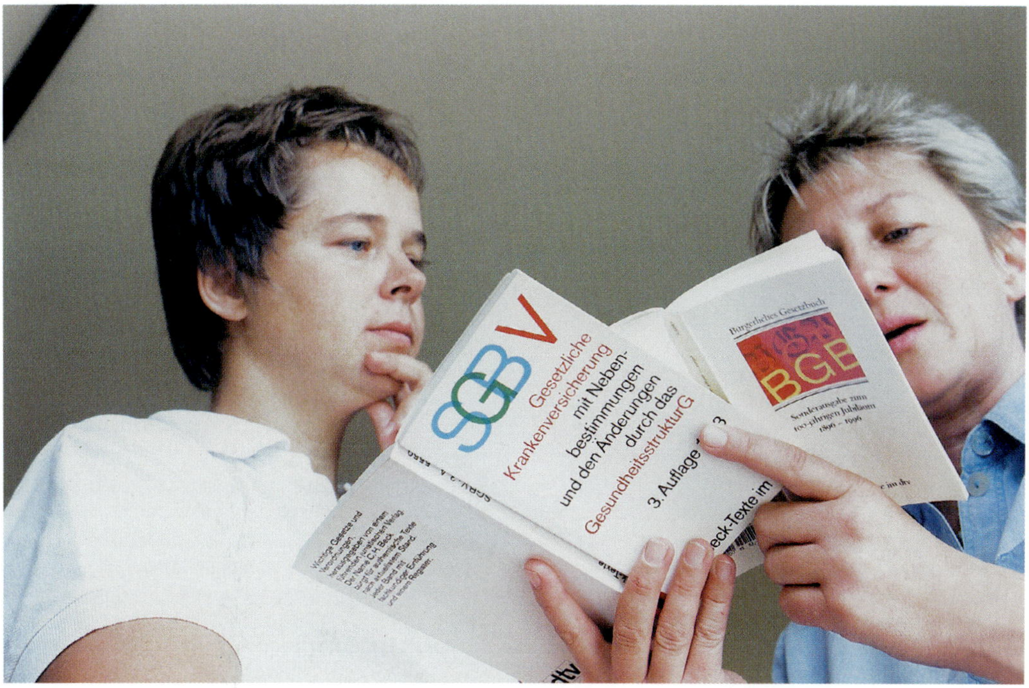

Es ist immer wieder erstaunlich, wie breit die Methoden von Wickeln und Auflagen in der Pflege einsetzbar sind. Grundsätzliche, in den meisten Fachbereichen vorkommende Pflegeprobleme (Schlafstörungen, Verspannungen, Schmerz, Unruhe, Verdauungsprobleme usw.) können damit effektiv erleichtert werden. Auch in vielen speziellen Fachbereichen wurden von Pflegeprofis bereits nützliche Erfahrungen gemacht, so dass schon jetzt Tipps an andere Kolleginnen aus diesen Fachbereichen weitergegeben werden können.

Eine Reihe von Pflegeprofis hat, meist als Abschlussarbeit einer Weiterbildung, einzelne Wickelanwendungen genauer unter die Lupe genommen. Ihr Ziel war es, nähere Aussagen über Nutzen und Wirkung der jeweiligen Anwendung machen zu können. Nun wäre als weiterer Schritt eine wissenschaftliche Begleitung von Wickelanwendungen durch die Pflegeforschung wünschenswert, um verbindlichere Aussagen über die Effektivität, Wirtschaftlichkeit, Akzeptanz und vieles mehr machen zu können (S. 76).

Zum professionellen Umgang mit Wickeln und Auflagen gehört ohne Zweifel eine gute Pflegeplanung und -dokumentation. Obwohl Wickel und Auflagen eine pflegetherapeutische Maßnahme sind, muss eine Abstimmung z. B. mit der behandelnden Ärztin erfolgen. Rechtliche Aspekte (Wer ist befugt, solche Methoden anzuordnen? Wer trägt die Verantwortung? usw.) sowie die gültigen Bestimmungen bezüglich der Kostenerstattung müssen bekannt sein (S. 77).

8.1 Wickel und Auflagen in speziellen Bereichen der Pflege

Wickel und Auflagen haben ihre Stärke gerade bei den Beschwerden, die bei kranken (und „gesunden"!) Menschen jeder Altersstufe und bei unterschiedlichen Grunderkrankungen häufig vorkommen. Solche Beschwerden stellen sich für die Pflege als Pflegeprobleme dar, die Lösungen erfordern wie z. B. Schlafschwierigkeiten, Unruhezustände, Schmerzen, Verdauungsprobleme (insbesondere Verstopfung), Atemgefährdung usw. Darüber hinaus können Wickelanwendungen schlicht ein Wohlgefühl vermitteln und zur Ruhe kommen lassen, was in allen Fachbereichen von den Betroffenen dankbar angenommen wird.

Die Erfahrung zeigt jedoch, dass z. B. nach einer Fortbildung über Wickel und Auflagen der Transfer der mitgebrachten Ideen und Impulse angesichts des eigenen Fachgebiets plötzlich ins Stocken gerät. Nun gibt es fast keinen Fachbereich, wo nicht schon entsprechende Erfahrungen mit der direkten Anwendung, Anleitung und Beratung hinsichtlich von Wickeln und Auflagen gesammelt worden wären. Manches davon ist bereits in Pflege-Facharbeiten eingeflossen oder in Fachartikeln veröffentlicht worden (s. Literatur).

Es folgen einige konkrete Ansätze aus der Praxis, die vielleicht die Umsetzungsmöglichkeiten im eigenen Fachbereich sichtbar werden lassen.

8.1.1 Wickel und Auflagen in der Altenpflege

In der Altenpflege sind Wickel und Auflagen Methoden, die vielen alten Menschen von früher noch bekannt und vertraut sind. Sie stoßen damit auf eine hohe Akzeptanz, bewirken Vertrauen und positive Erwartungen. Ein weiterer Vorteil ist, dass mit Wickeln und Auflagen unnötige Medikamentengaben, die bei alten Menschen oft andere Aus- und Nebenwirkungen haben als bei jüngeren, vermieden oder zumindest hinausgezögert werden können.

Vorsicht ist grundsätzlich mit sehr heißen und extrem kalten Anwendungen geboten, weil sich die Verträglichkeit von intensiver Hitze oder Kälte, aber auch von bestimmten Zusätzen (z. B. ätherischen Ölen) im Alter oder durch zugrundeliegende schwere chronische Erkrankungen verändern kann.

8.1.2 Wickel und Auflagen in der ambulanten Pflege

Obwohl in der ambulanten Pflege eigentlich sämtliche speziellen Pflegebereiche, nur eben unter häuslichen Bedingungen, vertreten sind, sei dieser Bereich hier trotzdem angeführt. In der ambulanten Pflege lassen sich Wickel und Auflagen mit einer Eigenverantwortlichkeit durch die Pflegeperson einsetzen, wie sonst fast nirgends (S. 78). Hinzu kommt noch die Chance, die Patientinnen oder ihre Angehörigen während einer oft langfristigen Betreuung besser einbeziehen zu können als dies im stationären Bereich möglich ist. Möglicherweise kann hier die Anwendung teilweise oder ganz von den Patientinnen oder den pflegenden Angehörigen übernommen werden.

Im Themenkatalog von Kursen für häusliche Krankenpflege hat sich ein Abend über Wickel und Auflagen immer als besonders beliebt erwiesen. Lässt sich doch dieses Wissen auch bei den üblichen Wehwehchen und Alltagsbeschwerden im Rahmen der Selbstpflege und in jeder „gesunden" Familie hilfreich anwenden.

8.1.3 Wickel und Auflagen in der Kinderkrankenpflege

In der Kinderkrankenpflege gehörten Wickel und Auflagen ursprünglich zum Grundwissen über die Pflege des kranken Kindes. Für Kinder haben diese Anwendungen viel mit Kontakt, Nähe oder Kuscheln zu tun, aber auch damit, dass sie bei einem Wickel die ungeteilte Aufmerksamkeit und Zuwendung von Mutter, Vater oder der Pflegeperson bekommen – vielleicht sogar noch verknüpft mit dem Bonus einer vorgelesenen Geschichte oder dem gemeinsamen Anschauen eines Bilderbuchs (**Abb. 8.1**).

Wichtig ist, dass man sich als Erwachsener sehr sensibel auf die Empfindlichkeit des Kindes gegenüber Hitze

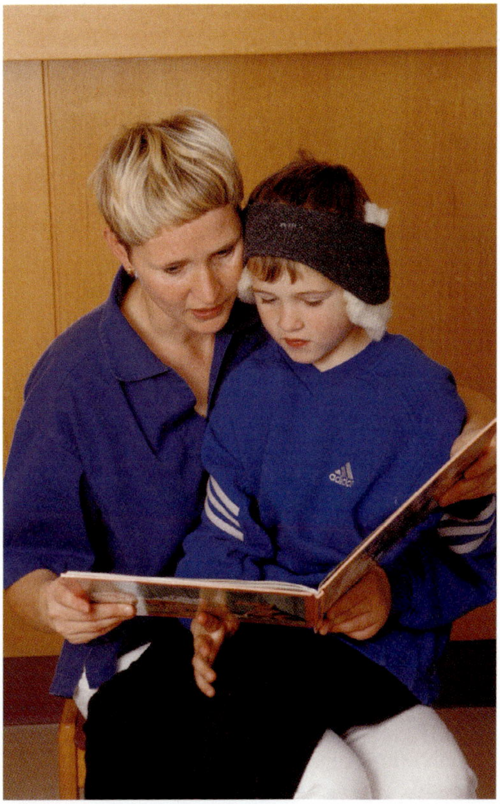

Abb. 8.1 ▪ **Wickel und Auflagen bei Kindern.** Sie haben bei Kindern sehr viel mit Nähe und Zuwendung zu tun und können gut verknüpft werden mit dem Vorlesen einer Geschichte.

oder Gerüchen einstellt und nicht mit zu heißen, zu engen, zu lang andauernden, womöglich noch hautreizenden Maßnahmen das Kind überfordert und ihm Wickel grundsätzlich verleidet. Intensive Hitze und Kälte sind bei Säuglingen zu meiden bzw., wenn unumgänglich, nur mit der allergrößten Sorgfalt anzuwenden. Ätherische Öle sollten vor dem 3. Lebensjahr nicht verwendet werden, danach nur in kindgemäßer Verdünnung.

Anfängliche Skepsis kann häufig durch gewinnende Tricks überwunden werden. So lenkt es z. B. von der Ängstlichkeit gegenüber dem noch unbekannten Wickel ab, wenn der Teddybär oder die Puppe zuerst einen Wickel verpasst bekommt. Kinder lernen sehr schnell, etwas zu akzeptieren, was ihnen wohltut und Linderung verschafft. Da man auch bei Kindern wenn möglich, Medikamente zu vermeiden versucht, bieten sich Wickel und Auflagen als willkommene Alternative an.

8.1.4 Wickel und Auflagen in der Gynäkologie und Geburtshilfe

Hier eignen sich Wickel und Auflagen vor allem bei den funktionellen Störungen, die häufig zur vorschnellen Verordnung von Medikamenten (Hormone, Schmerzmittel usw.) führen. Mädchen und Frauen, die von Menstruationsbeschwerden und -krämpfen geplagt sind, bekommen neben der Linderung durch einen Wickel meist auch einen anderen Bezug zu ihrem Körper.

Schwangerschaft ist ein gesunder Zustand und deshalb als solcher keine Kontraindikation für Wickel und Auflagen. Im Gegenteil: Bei den verschiedenen durch die veränderten physiologischen Gegebenheiten verursachten Befindlichkeitsbeeinträchtigungen bieten sich Wickel und Auflagen oft als ideale Abhilfe oder Erleichterung an. Viele Medikamente (auch viele Mittel zur Selbstmedikation aus der Hausapotheke, wie z. B. Abführtees) sind während der Schwangerschaft kontraindiziert.

Wichtig ist es, sich bei der schwangeren Frau vorab zu versichern, dass die Schwangerschaft problemlos und normal verläuft, ansonsten sollte die betreuende Hebamme oder die behandelnde Frauenärztin befragt werden. Zu heiße oder beengende Anwendungen sind, je weiter die Schwangerschaft fortgeschritten ist, eher ungeeignet. Wichtig ist, dass auch hier die Frau bestimmt, was ihr wohltut und wie lange die Anwendung dauert. Eine Anwendung auf dem Lenden-Sakral-Bereich wird meist einer auf dem Bauch vorgezogen und ist genauso wirkungsvoll (bei Verstopfung, gleichzeitig auch Rückenschmerzen lindernd und entkrampfend). Die Rückenlage sollte grundsätzlich vermieden werden (Vermeidung des Vena-cava-inferior-Syndroms), stattdessen sollte die Frau auf der linken Seite, evtl. mit einem Stillkissen im Rücken, gelagert werden.

8.1.5 Wickel und Auflagen in der psychiatrischen Pflege

In der Psychiatrischen Pflege kommen unterschiedliche, z. T. auch durch Grundprinzipien der jeweiligen Therapie bestimmte Aspekte zum Tragen. Bei psychoanalytisch ausgerichteten Behandlungen wird die Anwendung von Wickel und Auflagen vermieden, da darin eine Gefahr der Regression (Rückfall) in kindliche Verhaltensmuster gesehen wird. Sie streben an, die Probleme eher durch bewusst machen und psychisches Aufarbeiten zu bewältigen.

Andere therapeutische Richtungen begrüßen Methoden wie Wickel und Auflagen, da sie eine Chance bieten, den bei psychisch Kranken oft gestörten Bezug zur eigenen Körperwahrnehmung zu verbessern. Die Kranken lernen dadurch, anders mit sich umzugehen. Besonders bei Suchtkranken (z. B. bei Medikamentenabusus) lassen sich mit Wickeln und Auflagen andere Möglichkeiten der Linderung von Beschwerden (insbesondere Schmerzen) erlernen. In einem ganzheitlichen Therapieansatz wird auch Wert darauf gelegt, die Leber durch entsprechende Anwendungen zu stärken, da bei psychisch Kranken oft eine Schwäche des Stoffwechsels und der Leberfunktion vorliegt.

8.1.6 Wickel und Auflagen bei Patientinnen mit schweren, chronischen Schmerzen

Diese findet man in einer Reihe von Fachbereichen. Grundsätzlich sollte versucht werden, herauszufinden, was den Schmerz verursacht oder auslöst, um dementsprechend eine Anwendung auszuwählen. Oft werden Schmerzzustände durch Begleitfaktoren bestimmt, wie z.B. Verstopfung bei heftigen Kopfschmerzen. Dann kann eine feucht-heiße Bauchauflage der Verstopfung Abhilfe verschaffen und die Kopfschmerzen damit lindern. Bei einer Schwellung, die einen lokalen Schmerz klopfend und hämmernd werden lässt, könnte eine kühlende Quarkauflage beruhigend wirken. Unruhe oder Verspanntheit, die Schmerzen noch eskalieren lassen, könnten durch eine wärmende, lokale (z.B. Johannisöl-)Kompresse oder eventuell eine peripher-ableitende Anwendung (z.B. Zitronenscheiben auf die Fußsohlen) entspannt werden.

Man sollte also möglichst verschiedene Faktoren ganzheitlich miteinander verknüpfen, den ganzen Menschen mit einbeziehen und individuell das anwenden, was gerade diesem Menschen in dem Moment am wohlsten tut. Es muss sich für diese Person wohl und stimmig anfühlen, sonst ist die Anwendung abzubrechen. Selbst wenn man Schmerzen nun nicht mit einem Wickel oder einer Kompresse komplett in den Griff bekommt (wie vermutlich bei schweren Schmerzzuständen) ist es oft ein Gewinn, wenn die Schmerzmedikation mit Hilfe begleitender Anwendungen besser wirksam und dadurch möglichst niedrig dosiert werden kann.

8.1.7 Wickel und Auflagen bei Palliativpatientinnen

Bei diesen ist die Schmerzbekämpfung ein wichtiger Aspekt. Bekommen diese Patientinnen Morphinpräparate, so befürchten manche, dass heiße Anwendungen wegen eingeschränkter Wahrnehmung eher gefährdend sein könnten. Grundsätzlich wirkt bei einer Person, deren Schmerzmedikation fachkundig eingestellt ist, das Morphium eher zentral als peripher und ist dann auch nicht bewusstseins- und reaktionseinschränkend. Es wird jedoch oft beobachtet, dass bei Patientinnen in der Palliativpflege eher ein Hitzestau-Gefühl vorherrscht und es ihnen mehr nach Kühlung und Befreiung ist (Decke zurückschlagen, keine einengende Kleidung).

Alle Maßnahmen, die wohl tun und lindern, sind angebracht – sei es die reizlindernde Quarkauflage auf die entzündete Vene nach der Zytostatika-Infusion, eine wohlriechende Ölkompresse bei Unruhe oder eine entkrampfende Blasenauflage bei einer Reizblase.

Vorsicht gilt allerdings bei der Verwendung von ätherischen Ölen bei bewusstseinsgetrübten, vielleicht sogar sterbenden Patientinnen. Düfte können für die betreffende Person sowohl angenehme als auch unangenehme Assoziationen aus dem Unterbewusstsein oder der Erinnerung hervorholen und beunruhigend oder gar quälend werden. Ätherische Öle deshalb nur mit der Zustimmung der Person anwenden.

Selbstverständlich sind Wickel und Auflagen auch dann nicht (mehr) angebracht, wenn die dazu nötigen Bewegungen und das Umlagern zu viel Stress verursachen würden. Bei manchen Patientinnen verursacht ein Tumor Druck und damit Sensibilitätsausfälle – dann muss mit intensiv-heißen und kalten Anwendungen besonders aufgepasst werden. Außerdem gilt die Regel, dass man da, wo sich der Tumor befindet, keine besonderen Manipulationen, auch keine intensiven Hitze- oder Kälteanwendungen, vornehmen sollte. Bei akuter Blutungsgefahr oder bei bestrahlter Haut sollten Wickel und Auflagen ebenfalls vermieden werden – auf jeden Fall vorher mit der behandelnden Ärztin beraten.

8.1.8 Wickel und Auflagen bei Stomapatientinnen

Die spezifischen Probleme von Stomapatientinnen sind oft durch die Rektumresektion bedingt, die wiederum ausstrahlende Vernarbungsschmerzen (das Sitzen ist erschwert und schmerzhaft) und funktionelle Beeinträchtigungen verursacht (erschwerte Blasenentleerung mit hohen Restharnmengen, beeinträchtigte sexuelle Funktion).

Eukalyptus-Blasenauflagen und feucht-heiße Anwendungen, auf den Bauch oder auf den Rücken gelegt, sind eine Möglichkeit, Verkrampfungen zu lösen. Mit den feucht-heißen Anwendungen unterstützt man zugleich auch die Obstipationsprophylaxe. Grundsätzlich sind bei diesen Menschen alle Wickel, die ein Wohlgefühl an Leib und Seele bewirken, angebracht – und sei es eine entspannende Nackenkompresse.

8.1.9 Wickel und Auflagen bei Inkontinenzpatientinnen

Ähnliches gilt auch für Inkontinenzpatientinnen, bei denen z. B. eine entkrampfende (Eukalyptus-)Blasenauflage eine effizientere Blasenentleerung ermöglicht. Auch bei diesen Patientinnen sind Wickel und Auflagen, die ein entspannteres Körpergefühl bewirken, eine Hilfe für die Blasenfunktion.

Selbst bei Patienten mit Prostatahypertrophie sollte ein Versuch gewagt werden – so die Erfahrung von Pflegenden – möglichst rechtzeitig zu entkrampfen, bevor es zu einem ausgeprägten Harnverhalten kommt. Meist blockiert die vergrößerte Prostata nicht nur die Entleerung, sondern verhindert gleichzeitig auch eine Entkrampfung.

8.1.10 Wickel und Auflagen bei Dialysepatientinnen

Dialysepatientinnen werden der Pflegenden wohl weniger die Gelegenheit bieten, direkt Wickel oder Auflagen an ihnen anzuwenden, da sie ja meist nur für die Zeit der Dialyse in der Klinik sind. Eine Ausnahme wäre es, wenn sich der Shunt einmal entzünden sollte, hier kann die Umgebung gut mit Quarkauflagen gekühlt und zum Abblassen gebracht werden. Auch neigen Dialysepatientinnen aufgrund der eingeschränkten Flüssigkeitsmenge, die ihnen zu trinken erlaubt ist, zu starker Obstipation. Hier können feucht-heiße Bauchauflagen empfohlen werden, die diese Patientinnen zu Hause regelmäßig bei sich selbst anwenden sollten.

Unter den Dialysepatientinnen gibt es viele, die aufgrund eines jahrelangen Schmerzmittelabusus ihre gesunde Nierenfunktion eingebüßt haben. Für solche Menschen ist es wichtig, Alternativen zu Schmerzmitteln kennen zu lernen, um sich z. B. bei Kopfschmerzen auf unschädliche Weise Linderung zu schaffen. Grundsätzlich ist zu beachten, dass Dialysepatientinnen kreislaufinstabil sein können. In diesem Fall ist von intensiver Wärme eher abzuraten, weil sonst ihr Kreislauf noch mehr „wegsacken" kann.

8.1.11 Wickel und Auflagen in der Intensivpflege

Dass in der Intensivpflege eine Pflegende im allgemeinen nur zwischen 1 – 3 Patientinnen zu betreuen hat, ist eine besonders günstige Voraussetzung, um Wickel und Auflagen anwenden zu können. Auch in diesem Fachbereich gibt es seit einigen Jahren Erfahrungen mit solchen behutsamen Methoden.

Fieberzustände sind häufig auftretende Pflegeprobleme, hier erleben fiebersenkende Wadenwickel oder kühlende Waschungen eine Renaissance. Gerade im Intensivbereich gibt es natürlich auch besonders schwere, komplizierte Fieberzustände, bei denen möglicherweise eine wärmeableitende Maßnahme (z. B. Wadenwickel) mit einer gezielt dosierten Medikamentenverabreichung kombiniert werden muss. Unruhezustände oder Schlafprobleme können – mit dem nötigen Fingerspitzengefühl – durch Wickel und Auflagen verbessert werden. Die Unterstützung der Atmung ist ebenfalls ein Bereich, in dem Wickel oder Auflagen eingesetzt werden und zu einer deutlich messbaren Verlangsamung und Vertiefung der Atmung führen können.

Wichtig ist bei allen Maßnahmen, dass man insbesondere bei bewusstlosen Patientinnen intensiv heiße oder kalte Anwendungen oder solche mit ätherischen Ölen oder hautreizenden Substanzen eher meidet. Nach neueren Erkenntnissen kann man davon ausgehen, dass bewusstlose Menschen solche Empfindungen wahrnehmen, ihnen aber nicht zustimmen oder sie ablehnen können und ihnen somit hilflos ausgeliefert sind. Selbstverständlich wird auch in der Intensivpflege, wo bei den meisten Patientinnen Infusionen angelegt sind, gerne mit Quarkauflagen im Falle einer Thrombophlebitis nach Entfernen des venösen Zugangs gearbeitet.

8.1.12 Wickel und Auflagen im Pflegeunterricht

Wickel und Auflagen halten wieder Einzug in den Pflegeunterricht. Leider läuft die Anleitung im Pflegealltag auf den Stationen oft nicht parallel und unterstützend, um das Gelernte in der Praxis zu erfahren und einzuüben. Um so wichtiger ist es, den Unterricht so zu gestalten, dass die Lernenden es so praktisch wie möglich vermittelt bekommen.

Manche Schulen gestalten einen Projekttag zum Thema Wickel und verknüpfen damit auch wichtige Möglichkeiten der Selbstpflege. In Gruppenaktivitäten (es gibt dazu auch praxisnahe Wickelposter, die die einzelnen Anwendungsschritte in Bild und Text zeigen) können die Lernenden nicht nur theoretisch, sondern auch praxisnah den Umgang mit Wickeln und Auflagen erleben. Mindestens eine Anwendung sollte von jeder Lernenden selbst erlebt worden sein, um nachvollziehen zu können, wie sehr es oft auf unwesentlich scheinende Kleinigkeiten ankommt (z. B. ob der Quark direkt aus dem Kühlschrank entnommen und aufgelegt wird oder vorher bei Zimmertemperatur seine Kälte etwas verlieren konnte).

Ein Leitfaden, worauf man beim Wickelerleben achten kann und was nachzuspüren ist (s. **Abb. 2.5**), vertieft die Eigenerfahrung. Einige Anwendungen (z. B. Senf oder

Meerrettich) müssen – zumindest als Probe – auf der eigenen Haut ausprobiert werden, bevor sie an Patientinnen angewendet werden dürfen. Welches Material nötig und was davon auf Station verfügbar ist, sollte genauso durchgesprochen werden, wie die einzelnen Schritte beim Anlegen eines Wickels, um dabei systematisch arbeiten zu lernen.

Neben der Vermittlung von Grundwissen an einem Projekttag, lassen sich Wickel und Auflagen auch gut didaktisch verknüpft unterrichten, indem man sie bei den einzelnen ATLs nochmals einbaut (z. B. Temperaturregelung, Pflege Fieberkranker, Wadenwickel). Übrigens: Wer selbst nicht hinter Wickeln und Auflagen in der Pflege stehen kann und gar keine praktische Erfahrung damit hat, sollte dieses Thema auch nicht unterrichten.

8.2 Wickel und Auflagen unter der Lupe – erproben, erforschen, vertiefen

Wickel und Auflagen haben im deutschsprachigen Raum eine lange, volksheilkundliche Tradition. Auch aus Polen, Russland, Rumänien usw. wird von vergleichbaren Anwendungen berichtet. Das heißt einerseits, dass man mit diesen Methoden über viele Generationen Erfahrungen in der Anwendung am Menschen sammeln konnte. Andererseits sind die Erfahrungen mit unseren heutigen modernen medizinischen Errungenschaften noch sehr jung. Diese modernen schulmedizinischen Methoden stellen sich mit einem beeindruckenden Maß an wissenschaftlicher Forschung dar, mit dem die tradierten Methoden nur schwer mithalten können.

70er Jahre. In der Pflege waren Wickel und Auflagen noch bis in die 70er Jahre grundsätzlicher Bestandteil pflegerischen Wissens und Könnens. Dann verschwanden sie im Zuge einer Orientierung an den modernen technischen und pharmakologischen Entwicklungen der Medizin ziemlich abrupt und fast komplett aus dem Repertoire der Pflege. Einziges Überbleibsel waren erstaunlicherweise die sehr zeitintensiven und zunehmend falsch angewendeten Wadenwickel. Nur in der anthroposophisch orientierten Medizin und Pflege blieben Wickel und Auflagen Bestandteil einer ganzheitlich orientierten Behandlung und Pflege. Es wurden hier weitere, z. T. neue Erfahrungen gesammelt.

80er Jahre. In den 80er Jahren bahnte sich aufgrund der Erfahrungen mit den Schattenseiten der modernen Medizin (Nebenwirkungen von Medikamenten und Apparatemedizin) und parallel zu gesamtgesellschaftlichen Trends auch in der Pflege ein Aufbruch an. Und plötzlich waren die Wickel wieder da – jetzt allerdings mit dem Zusatz „alternativ" versehen. Inzwischen hatte sich innerhalb der Pflege eine Entwicklung hin zu mehr Professionalität angebahnt. Erste Erfahrungen im Umgang mit Pflegeforschung bewirkten, dass sich Kolleginnen auch mit dem Thema Wickel und Auflagen kritisch reflektierend und prüfend auseinander zu setzen begannen.

90er Jahre. In den 90er Jahren entstanden nach und nach, meist als Abschlussarbeiten für diverse Pflege-Fachweiterbildungslehrgänge, einige interessante Arbeiten z. B. über die praktische Umsetzung einzelner Methoden und deren Auswirkung auf die Patientinnen. Diese Arbeiten wurden oft mit großem Engagement erstellt, was dann nicht nur für die Autorinnen der betreffenden Arbeiten ein Gewinn war, sondern auch für die Stationen, auf denen die Methoden zum Zweck der Überprüfung systematisch eingeführt wurden. Auch die Patientinnen, die einwilligten, die entsprechende Methode an sich prüfen zu lassen, waren überwiegend angetan, ja auch erstaunt darüber, „dass so was in einem Krankenhaus angewendet wird".

8.2.1 Pflegeforschung

Einige dieser Facharbeiten sind für Kolleginnen, die Quarkanwendungen, Ölkompressen, Kohl- oder Senfkompressen bei sich einführen wollen, als Dokument gemachter Beobachtungen und Erfahrungen in einer konkreten Pflegesituation durchaus hilfreich. Verallgemeinerbar sind die so vorliegenden Ergebnisse jedoch nicht. Hierzu wäre das gekonnte methodische Vorgehen der Pflegeforschung notwendig. Wichtig ist, dass das Wissen und die praktische Anwendung von Wickeln und Auflagen in der Pflege von Pflegenden selbst kritisch beleuchtet, erprobt und überprüft wird. Themen gäbe es mehr als genug – z. B. in Bezug auf Aus- und Nebenwirkungen einzelner Anwendungen in möglichst vielen Fachbereichen, dies vergleichend mit entsprechenden gebräuchlichen anderen Methoden oder in Bezug zu einer genaueren Überprüfung des tatsächlichen Aufwands (zeitlich, finanziell) in Relation zum therapeutischen Ergebnis.

Je nachdem, welcher zeitliche Rahmen zur Verfügung steht, welche Unterstützung von Kolleginnen, Pflegedienst- und Krankenhausleitung zu erwarten ist – auch ob sich finanzielle Fördermöglichkeiten erschließen lassen – sollte man sich wahlweise für eine Facharbeit oder für eine Forschungsstudie entscheiden.

Facharbeit

Wer eine Facharbeit über Wickel und Auflagen verfassen möchte, sollte mindestens einen Kurs oder ein Seminar zum Thema besucht haben (S. 105). Eigene Erfahrungen – sowohl im Erleben von Wickeln und Auflagen an sich selbst als auch mit der praktischen Anwendung an anderen – sind unabdingbar. Die Gegebenheiten am Arbeitsplatz, wo die Methode erprobt werden soll, die eigenen Möglichkeiten und die Bereitschaft, Zeit und Arbeit in das Vorhaben zu investieren, sollten zuvor realistisch eingeschätzt werden.

Einen Leitfaden zur Gestaltung von schriftlichen Arbeiten gibt es im allgemeinen bei der betreffenden Weiterbildungseinrichtung. Für Facharbeiten speziell zum Thema Wickel und Auflagen wurden in Deutschland und in der Schweiz entsprechende Leitfäden konzipiert.

Pflegeforschungsstudie

Wer tiefer einsteigen möchte und sich an eine Pflegeforschungsstudie zum Thema Wickel und Auflagen wagt, sollte neben oben genannten Voraussetzungen vorab eine spezielle Fortbildung oder Schulung zum Thema Pflegeforschung besuchen. Diese werden von verschiedenen Bildungseinrichtungen in der Pflege angeboten. Entsprechende Literatur (S. 107) ist zu studieren, um Pflegeforschung verstehen, sich gezielt Hilfen holen und Ressourcen nutzen zu können.

In Deutschland gibt es inzwischen verschiedene pflegewissenschaftliche Institute, die hier Starthilfe geben können und Stiftungsfonds, bei denen finanzielle Unterstützung beantragt werden kann (S. 104).

Fortbildung

Aber auch alle, die derzeit keine Möglichkeit haben, das Thema über eine Facharbeit oder eine Forschungsstudie intensiver zu erkunden, sollten die Möglichkeiten zu Fortbildungen und Aufbauseminaren zum Thema Wickel und Auflagen nutzen (Adressen), um damit auf dem aktuellen Erfahrungsstand zu bleiben und um vom Austausch mit anderen Praktikerinnen neue Impulse zu schöpfen. Nur so können Wickel und Auflagen mehr und mehr die Akzeptanz als professionelle, anerkannte Pflegemethode erhalten, die ihnen zusteht.

8.3 Rechtliche Aspekte, Verordnungs- und Abrechnungsmodalitäten

Dürfen Pflegepersonen Wickel und Auflagen selbstständig und eigenverantwortlich anwenden oder bedarf es hier grundsätzlich einer ärztlichen Anordnung? Viele Kolleginnen sind sich über die rechtlichen Hintergründe nicht sicher. Die Frage lässt sich auch nicht so einfach beantworten, denn insbesondere die sozialversicherungsrechtlichen Rahmenbedingungen haben sich in den letzten Jahren in einer Weise verändert, die den Pflegenden in manchen Bereichen größere Eigeninitiative aber auch Verantwortung zuteilt.

Die Rechtssprechung geht vom Grundsatz aus, dass verschiedene Methoden gleichrangig nebeneinander stehen (Therapiefreiheit). Es gibt also keine Verpflichtung, nach bestimmten, z. B. schulmedizinischen Methoden zu behandeln. Bei gefährlichen Erkrankungen beziehungsweise kritischen Krankheitszuständen muss jedoch geprüft werden, ob die angewendete Methode den geltenden Regeln ärztlicher und pflegerischer Wissenschaft entspricht und ob eine „alternative“ Methode noch vertretbar ist. Wenn nicht, muss den Patientinnenen/Bewohnerinnen zu wirksameren Methoden geraten und auf diese umgeschwenkt werden. Das bedeutet also: „Alternative“ Methoden sind grundsätzlich so weit erlaubt, bis dass das Problem mit dieser Methode nicht mehr beherrscht werden kann. Oberstes Gebot ist die Sicherheit der Patientinnenen/Bewohnerinnen.

Grundsätzlich muss man unterscheiden, ob Wickel und Auflagen im Rahmen der Krankenhauspflege gemacht werden oder in der ambulanten Pflege bzw. der stationären Altenpflege.

8.3.1 Rechtliche Aspekte in Krankenhaus, Reha-Klinik oder Hospiz

Das Sozialversicherungsrecht Deutschlands regelt, dass Heil- und Hilfsberufe, also auch die Pflegeberufe im Krankenhaus sowie in der Reha-Klinik und im Hospiz der ärztlichen Gesamtverantwortung für Diagnostik und Therapie unterstehen.

Grundpflege. Heilen (Diagnostik und Therapie) und Pflegen sind nicht strikt voneinander abzugrenzen. So wird die Grundpflege von der Pflegenden bestimmt; hierzu ist keine ausdrückliche Anordnung erforderlich. Grundpflege schließt die Unterstützung bei den ATLs (AEdLs), prophylaktische Maßnahmen und die Sorge um die Befindlichkeiten der Patientin/Bewohnerin ein und kann erfahrungsgemäß sehr wohl einen heilenden Charakter haben.

Behandlungspflege. Für die Behandlungspflege ist grundsätzlich eine ärztliche Verordnung erforderlich. Doch inzwischen wird diese bisher gültige Grenze zwischen Grund- und Behandlungspflege offener, denn das Bundessozialgericht macht (im Zuge der Abgrenzung zwischen Krankenversicherung und Pflegeversicherung) bei der Behandlungspflege inzwischen eine Unterscheidung zwischen der einfachen Behandlungspflege und der Fachbehandlungspflege. Die einfache Behandlungspflege kann demzufolge von jedermann, z. B. einem Familienangehörigen, und damit natürlich auch von der Pflegenden, ohne ärztliche Anordnung erfolgen, während die Fachbehandlungspflege eine ärztliche Anordnung und Durchführung durch Pflegefachkräfte verlangt.

Praktische Bedeutung für die Anwendung von Wickel und Auflagen

Für Wickel und Auflagen in der Pflege bedeutet dies praktisch: Sie sind grundsätzlich anwendbar im Rahmen der Grundpflege. Hierzu gehören Maßnahmen wie:

- Haut- und Körperpflege,
- Prophylaxen,
- Unterstützung der Mobilisierung,
- Unterstützung des allgemeinen Wohlgefühls.

Aber auch als wirksame Behandlung von Befindlichkeitsstörungen können solche Anwendungen zum Zuge kommen, dies sind z. B.:

- grippale Infekte,
- Kopfschmerzen,
- Verdauungsstörungen,
- Hämatome.

Ebenfalls können Wickel und Auflagen als ergänzende Maßnahmen angewendet werden, z. B. bei:

- Schmerzlinderung,
- Wundbehandlung.

Abstimmung. Tatsache ist, dass eine Pflegeperson, die sich dazu das notwendige Hintergrundwissen und die notwendigen Fertigkeiten im Umgang mit diesen Methoden angeeignet hat, auf diesem Gebiet oft kompetenter ist als die meisten Ärztinnen, die solche Methoden bisher nicht in der Ausbildung erlernen. Weil aber im Rahmen einer Krankenhausbehandlung immer die Gesamtverantwortung beim ärztlichen Dienst liegt, bedarf es einer Abstimmung mit der behandelnden Ärztin. Diese muss grundsätzlich hinter solchen Anwendungen stehen. Es ist auch nur im Sinne eines interdisziplinären Austausches und dient letztlich dem Wohle der Patientinnen/Bewohnerinnen, wenn zuvor abgeklärt wurde, ob Diagnosen, Befunde, bestimmte Medikationen oder andere Therapien die vorgeschlagenen Anwendungen kontraindiziert erscheinen lassen oder Wechselwirkungen möglich sind.

Die Erfahrungen von Kolleginnen reichen von der Konfrontation mit einem Ärztlichen Dienst, der solche Methoden gänzlich ablehnt (eher selten, dann aber auch ziemlich hoffnungslos), über Zustimmung oder zumindest Duldung (möglicherweise milde lächelnd), bis hin zur ausdrücklichen Konsultation von Pflegenden mit entsprechenden Fachkenntnissen. Wichtig ist grundsätzlich, dass die Pflegende die ärztliche Zustimmung in der Dokumentation notiert.

8.3.2 Rechtliche Aspekte in ambulanter Pflege und stationärer Altenpflege

Anders sieht es in der ambulanten Pflege und der stationären Altenpflege aus. Seit Einführung der Pflegeversicherung gibt es hier durchaus einen arztfreien Bereich.

Bei einem Pflegeversicherungsfall ist die Ärztin nicht mehr an der Leistungserbringung beteiligt (höchstens indirekt noch als Gutachterin des Medizinischen Dienstes). Vielmehr stellt das Pflegefachpersonal die eigene Pflegediagnose und führt die entsprechende Pflege durch. Erst im Behandlungsfall wird die Ärztin wieder eingeschaltet. Dabei obliegen der Pflege in Bereichen wie Prophylaxe, Schmerzbeseitigung usw. eigenverantwortlich angesetzte und ausgeführte Maßnahmen, die ja gerade den Behandlungsfall vermeiden sollen. In diesem Bereich können Wickel und Auflagen sehr wohl eingesetzt werden z. B.:

- **Obstipationsprohylaxe**: feucht-heiße Bauchkompressen,
- **Pneumonieprophylaxe:** Brustauflage zur Atemunterstützung,
- **Kontrakturenprophylaxe:** schmerzdämpfende und bewegungserleichternde Wärmeanwendungen an Gelenken zur Förderung der Mobilisierung,
- **Thromboseprophylaxe:** Quark-Anwendung auf Krampfadern.

Wichtig ist jedoch, dass die Pflegende abwägen (können) muss, ob die geplante Anwendung in dem betreffenden Fall gegenüber einer sonst üblichen Methode mindestens genauso vertretbar ist. Die Pflegende muss also das entsprechende Wissen und Erfahrung bezüglich der Anwendung von Wickel und Auflagen haben, um die Maßnahme begründen und auch während des Anwendungszyklus die Reaktion darauf richtig einschätzen zu können. Sie muss rechtzeitig Grenzen erkennen und entsprechend reagieren können, d. h. eine eventuell notwendige ärztliche Konsultation darf nicht verschleppt werden.

Ein weiterer Aspekt ist, dass die Pflegende vor Beginn der Maßnahme die Person über die vorgesehene Anwendung umfassend informiert und deren ausdrückliche Zustimmung erhalten muss. Verantwortlich für die ausgeführten Wickel und Auflagen ist immer die Pflegeperson, Hilfskräfte dürfen nur unter ihrer Anleitung und Kontrolle Wickel und Auflagen anlegen.

P *Dokumentieren Sie grundsätzlich, ob bzw. dass eine Anwendung von Wickel und Auflagen mit der Ärztin abgestimmt ist und wie die Anwendungen verlaufen bzw. wie die Patientinnen/Bewohnerinnen darauf reagieren (***Abb. 8.2***). Machen Sie nie eine Anwendung gegen den Willen der Ärztin oder einfach heimlich, auch nicht, wenn Patientinnen/Bewohnerinnen Sie dazu überreden wollen.*

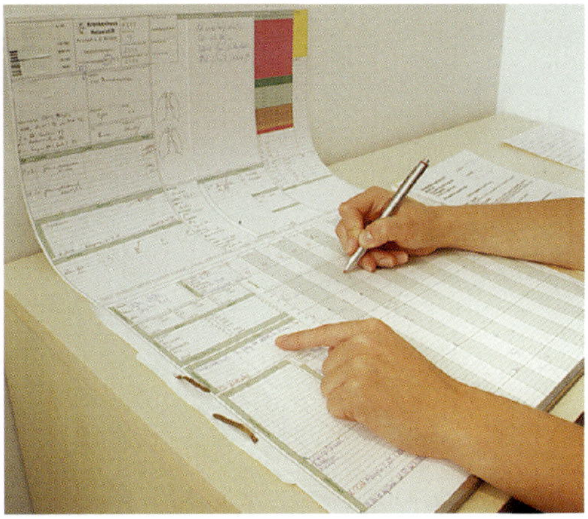

Abb. 8.2 ▪ **Dokumentation.** Die Zustimmung der Ärztin, die Durchführung, der Verlauf und die Reaktionen der Patientin müssen bei Wickel und Auflagen sehr genau dokumentiert werden.

8.3.3 Leistungsabrechnung von Wickeln und Auflagen

Die Tatsache, dass das Sozialversicherungsrecht regelt, was Pflegende dürfen und was nicht, hat natürlich gleichzeitig Konsequenzen bei der Finanzierung. Dies ist vor allem da relevant, wo erbrachte pflegerische Leistungen auch als solche abgerechnet werden, nämlich in der häuslichen Pflege und zum Teil auch in der stationären Altenpflege.

Verordnung. Für Patientinnen, die in einer gesetzlichen Krankenversicherung versichert sind, können Wickel und Auflagen als Behandlungspflege von der Ärztin angeordnet werden (z. B. Behandlung einer Thrombophlebitis mit Quarkauflagen anstelle von Antithrombosesalbe oder eine krampflösende Auflage anstelle oder zur Minimierung von Schmerzmitteln). Für den Fall der Behandlungspflege gibt es allerdings in der Praxis einige Hürden zu überwinden. Zuerst einmal muss die behandelnde Ärztin bereit sein, die Wickelanwendung zu verordnen. Diese Verordnung muss jedoch klar und schlüssig ausgestellt sein, d. h. die genannte Diagnose bzw. Indikation muss den Erklärungshintergrund bieten, warum dieser Wickel bzw. diese Auflage notwendig ist. Hier passiert es leicht, dass der Anordnungsvordruck im hektischen Arbeitsalltag der Arztpraxis etwas zu oberflächlich ausgefüllt wird.

Erstattung durch die Krankenkasse. Praktische Erfahrungen zeigen jedoch, dass manche (Sachbearbeiter der Krankenkassen) die Erstattung trotz ärztlicher Verordnung ablehnen. Nun kommt es im nächsten Schritt darauf an, dass sowohl die behandelnde Hausärztin als auch die zuständige Pflegeperson den Fall in einer individuellen Absprache mit der Krankenkasse klären. Wenn ein Pflegeteam sich auf Wickel und Auflagen in ihrem Leistungsangebot spezialisiert hat, ist es durchaus empfehlenswert, sich einmal (sozusagen vorab und fallunabhängig) mit den zuständigen Sachbearbeitern der Krankenkasse zusammenzusetzen und Grundsätzliches zu klären. Dies verlangt natürlich, dass Hausarzt und Pflegeperson sich mit Wickel und Auflagen auskennen und über deren Sinn, ja auch deren Wirtschaftlichkeit gut argumentieren können.

Selbstzahlerinnen. In der ambulanten Pflege dürfen bei Selbstzahlerinnen von der Pflegeperson auch dann eigenverantwortlich (d. h. ohne ärztliche Verordnung) Wickel und Auflagen angewendet werden, wenn es um eine behandlungspflegerische Situation geht, solange dabei kein ärztliches Eingreifen erforderlich wird. Natürlich ist auch hier Voraussetzung, dass die Patientinnen zuvor ausführlich informiert wurden und ihre Einwilligung gegeben haben.

Pflegeversicherung. Etwas einfacher ist es, wenn Wickel und Auflagen im Rahmen der Pflegeversicherung, also der Grundpflege zur Anwendung kommen. Hier kann die Pflegende (unter Beachtung der beruflichen Sorgfaltspflicht – s. o.) in der Wahl ihrer Methoden durchaus Wickel anstelle anderer Maßnahmen anwenden – z. B. eine Ölkompresse oder Senfbrustwickel als Pneumonieprophylaxe, eine feucht-heiße Bauchkompresse zur Obstipationsprophylaxe usw.

Pflegeheim. Im Pflegeheim sind die Abrechnungsmöglichkeiten derzeit ohne konkreten Leistungsbezug, d. h. Behandlungspflegeleistungen sind nicht, wie z. B. in der ambulanten Pflege, mit der Krankenkasse anrechenbar. Alle Maßnahmen werden im Rahmen des Pflegesatzes, je nach Pflegestufe der Pflegebedürftigkeit, mit der Pflegeversicherung und dem Eigenanteil der zu Pflegenden abgerechnet.

III Anhang

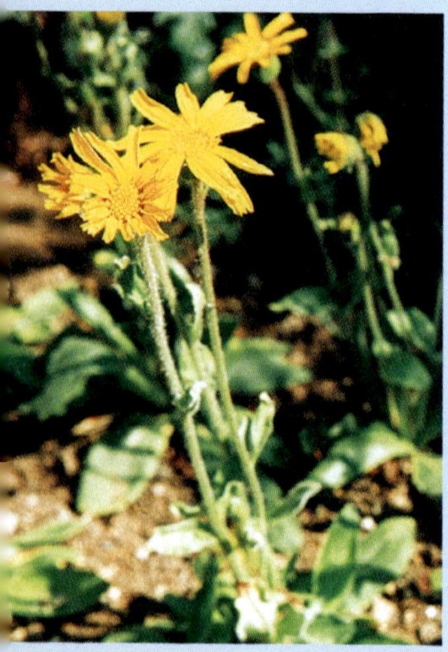

Arnika (Arnica montana)

Arnika ist eine altbekannte Heilpflanze mit großem Wirkungsspektrum. Sie hat goldgelbe Blüten mit einem Blütenkelch voll kurzer und zottig behaarter Röhrenblüten. Die um den Blütenkelch angelegten goldgelben Strahlenblüten haben typischerweise an der Spitze 3 Zähnchen. Arnika hat einen bis zu 50 cm langen Stängel mit 1–2 Blattpaaren und eine grundständige Blattrosette. Hierzulande kommt die Pflanze nur noch selten vor und steht unter Naturschutz. Für Heilzwecke werden vorwiegend die Röhrenblüten, z. T. auch die Wurzeln verwendet.

Inhaltsstoffe und Wirkung. Die Inhaltsstoffe der Arnika sind Flavonoide, ätherische Öle, glykosidische Bitterstoffe (Arnicin), Gerbstoff usw. Arnika ist in der Homöopathie ein wichtiges Mittel bei Verletzungen, Traumen, Schock, Muskel- und Gelenkschmerzen (Zerschlagenheitsgefühl), aber auch für Blutgefäße und Herz. Als Wickelzusatz wird es bei Anfällen von Angina pectoris verwendet und um nach Traumen Schwellungen und Hämatome einzudämmen (aber nicht auf offenen Wunden).

Hinweis. Arnika zählt zu den Korbblütlern und kann daher bekanntermaßen zu allergischen Reaktionen (z. B. einer lokalen Hautrötung) führen.

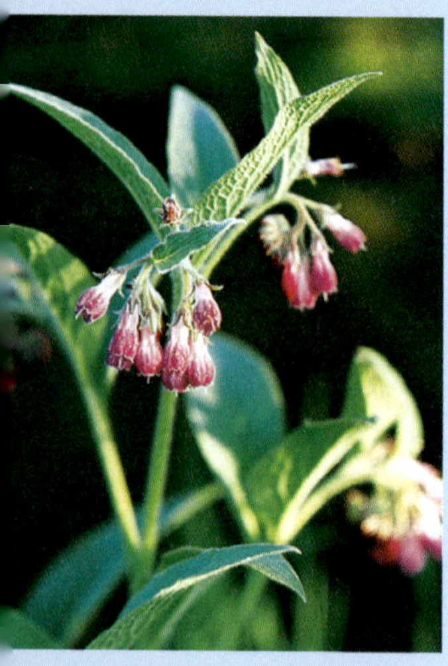

Beinwell (Symphytum officinale)

Der Beinwell gehört mit seinen borstigen, rauhhaarigen Blättern und Stängeln zu den Boretschgewächsen. Er wird bis zu 1,50 m hoch und trägt glöckchenartige, nach und nach erblühende Blüten, die eine beliebte Bienenweide sind. Beinwell hat eine große Wurzel mit vielen in sich verwachsenen Ausläufern und einer schwarzen Außenschicht.

Inhaltsstoffe und Wirkung. Die Wurzel enthält reichlich Schleim, Gerbstoffe, Kieselsäure und insbesondere den wundheilenden Wirkstoff Allantoin. Beinwell vermag das Gewebe zu regenerieren (z. B. bei Knochenbrüchen, wo er die Kallusbildung fördert), lässt Blutergüsse rasch abblassen (besonders da, wo Knochen direkt unter der Haut liegen) und reinigt alte, schlecht heilende Wunden und Geschwüre (insbesondere durch das granulationsfördernde Allantoin).

Hinweis. Wegen seines Gehalts an Pyrrolizidin-Alkaloiden, die in Tierversuchen bei innerlicher Verabreichung eine mutagene und kanzerogene Wirkung gezeigt haben, wird empfohlen, auch bei äußerlicher Anwendung vorsichtshalber Fertigpräparate (deren Pyrrolizidin-Gehalt kontrolliert wird) wie Symphytum-Tinktur oder Kytta-Plasma-Umschlagspaste aus der Apotheke zu besorgen und die Anwendungsdauer auf 4 Wochen zu beschränken. Es muss allerdings darauf hingewiesen werden, dass über eine mutagene oder kanzerogene Wirkung beim Menschen selbst bei innerlicher Anwendung bisher noch keine Daten vorliegen.

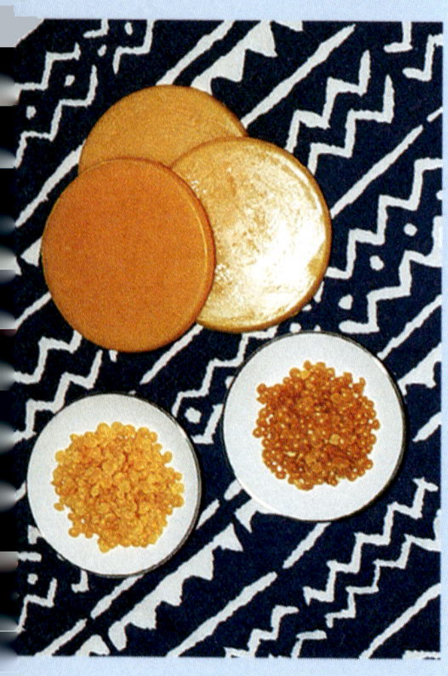

Bienenwachs (Cera flava)

Bienenwachs ist ein Naturprodukt und besteht aus einer Verbindung von Fettsäureestern mit höheren Alkoholen. Meist enthält es noch geringe Mengen von Säuren, Kohlenwasserstoffe, Sterin und andere Bestandteile. Produziert wird es von den Bienen in der Lebensphase, in der sie als Baubienen arbeiten (ca. 11.–18. Lebenstag). Dann sondern sie das Wachs über ihre Wachsdrüsen am Hinterleib ab und bauen es in die Waben ein. Der Imker schmilzt das Wachs aus den Waben aus, reinigt und filtriert es.

Bienenwachskompressen. Für Bienenwachskompressen wird das fest gewordene Bienenwachs eingeschmolzen; Stoffstücke entsprechender Größe werden mehrmals in dieses Wachsbad getaucht und so beschichtet. Die Stofflage im Innern der Bienenwachskompresse bewirkt, dass die Auflage bei Gebrauch eine gewisse Stabilität behält und nicht so leicht brüchig wird. Bereits bei 40 °C wird das Bienenwachs weich und beginnt zu schmelzen, deshalb bleibt es auch bei Körpertemperatur noch biegsam und haftet leicht an der Haut. Bienenwachs oder -waben zum Basteln eignen sich nicht zur Herstellung von Bienenwachskompressen für Behandlungszwecke. Man sollte auf hochwertige, rückstandskontrollierte Qualität achten, am besten aus der Apotheke (nach DAB-Vorschrift).

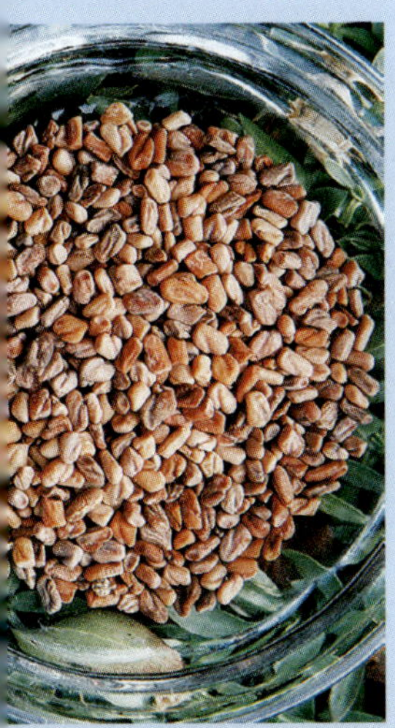

Bockshornklee (Trigonella foenum-graecum)
Bockshornklee ist eine recht unscheinbare Kleeart mit dreizähligen Blättern und blassgelben Schmetterlingsblüten in den Blattachseln. Nach der Blüte bilden sich bis zu 12 cm lange Samenhülsen. Die Pflanze stammt ursprünglich aus Südeuropa und war schon in den Kräuterapotheken der Antike wohlbekannt.
Inhaltsstoffe und Wirkung. Bockshornklee enthält Schleim- und Bitterstoffe, Flavonoide und Saponine. Wir kennen den charakteristischen Geruch vor allem aus den Curry-Gewürzmischungen, wo er zusammen mit Curcumawurzel den größten Anteil ausmacht. Als äußerlich angewendete warme Auflage wirkt er erweichend und wird ähnlich wie Leinsamenkompressen gebraucht.

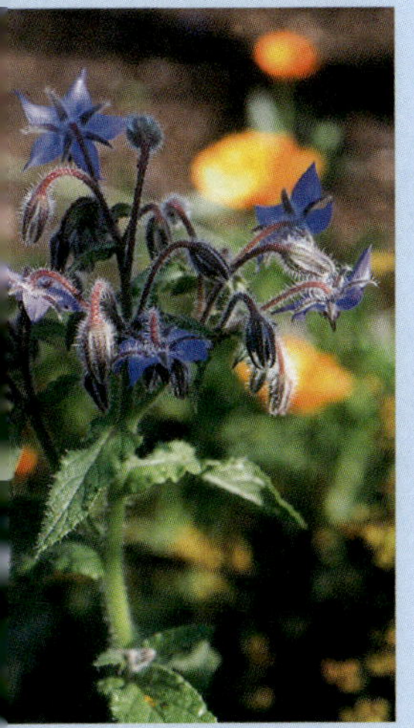

Boretsch (Borago officinalis)
Boretsch (Gurkenkraut) einmal im Garten heimisch geworden, leuchtet es in den Folgejahren in allen Ecken mit seinen liebenswerten blauäugigen Blüten. So abweisend sich die rauhaarigen, borstigen Blätter und Stängel gebärden, so einladend, ja geradezu umschwärmt sind die Blüten mit ihrer Nektarfülle für Bienen.
Inhaltsstoffe und Wirkung. Boretsch enthält sehr viel Schleimstoff, Gerbstoffe, Saponine, Kieselsäure, apfelsauren Kalk und Kaliumnitrat. Es wirkt entzündungslindernd, kühlend-erweichend und wird als Wickelzusatz vor allem bei Beschwerden durch Krampfadern und Venenentzündung verwendet.

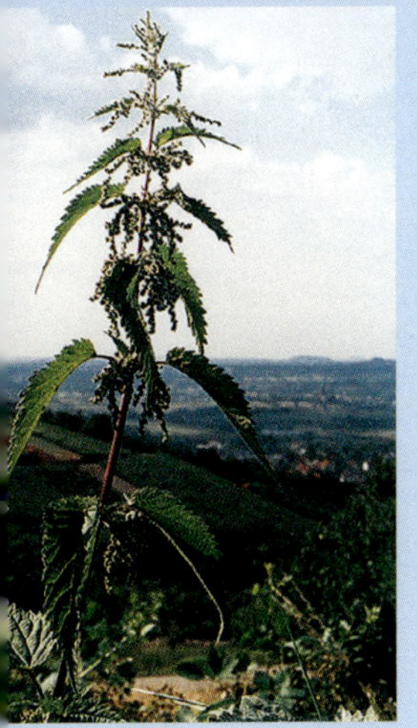

Brennnessel (Urtica urens)
Die Brennnessel ist an Stängeln und Blättern mit vielen kleinen Haaren besetzt, die – vergrößert betrachtet – aussehen wie Glasampullen mit einem brüchigen Köpfchen an der Spitze.
Inhaltsstoffe und Wirkung. Bei Berührung bricht diese Spitze leicht ab und bohrt sich in die Haut. Dabei wird der Inhalt der „Glasampulle", bestehend u. a. aus Nesselsäure und Histaminen, in die Haut eingeimpft und verursacht so das typische heftige Jucken, Beißen und Brennen. Diese Feuerwirkung wird nun genutzt, um mit Brennnessel als Wickelzusatz (in homöopathischer Zubereitung und mit etwas Arnika versetzt – im Handel als Combudoron erhältlich) Verbrühungen und Verbrennungen, aber auch Nesselausschläge oder Insektenstiche wirkungsvoll zu behandeln. Daneben hat die Brennnessel, eine der Großen unter den Heilpflanzen, noch eine Vielzahl von nützlichen Eigenschaften für die Ernährung und Gesundheit.

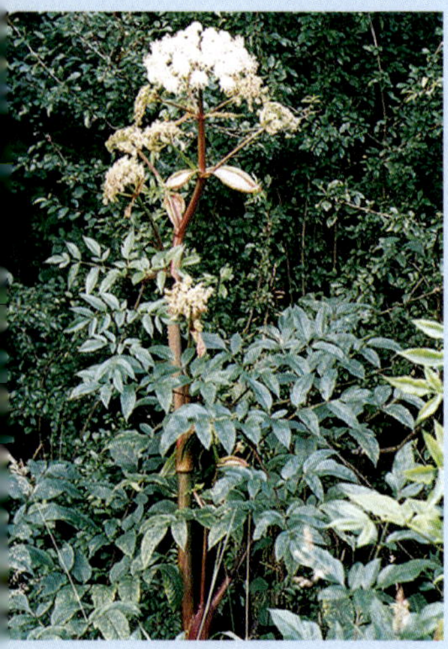

Erzengelwurz (Angelica archangelica)

Inhaltsstoffe und Wirkung. Die Salbe aus der Pfahlwurzel dieser Pflanze (deren Schwester Angelica silvestris (Bild) in unseren Wäldern wild vorkommt) wirkt erwärmend, erweichend, antiseptisch, reinigend und stärkend. Sie wird vor allem bei Entzündungen der Nebenhöhlen, der Mandeln und Lymphknoten verwendet. Sie enthält u. a. Bitterstoffe, ätherische Öle, Gerbstoffe, Angelikasäure und gilt auch in der Überlieferung als starke Heilpflanze.

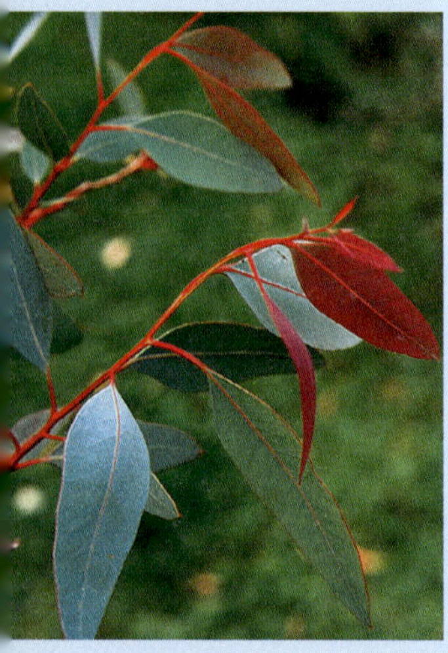

Eukalyptus (Eucalyptus globulus)

Die Heimat des Eukalyptusbaumes ist Australien, inzwischen auch der Mittelmeerraum. Er ist ein schnell und außerordentlich hoch wachsender Baum (bis zu 70 m). Das ätherische Öl wird aus älteren Blättern und Zweigen per Wasserdampfdestillation gewonnen.

Wirkung. Es hat eine stark keimtötende, krampflösende, fiebersenkende, auswurffördernde und harntreibende Wirkung, die man sich z. B. in der Anwendung als Ölkompresse auf die Blase (Harnverhalten, Blaseninfektion), aber auch in Bezug auf Atemwegsinfektionen zunutze macht.

Hinweis. Es ist ein sehr starkes Öl, das bei zu hoher Dosierung zu Kopfschmerzen, Übelkeit, bis hin zu Haut- und Schleimhautreizungen und Lähmungen führen kann.

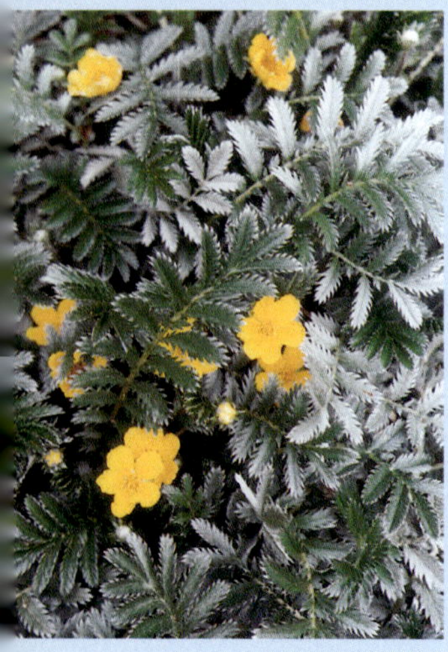

Gänsefingerkraut (Potentilla anserina)

Typisches Erkennungsmerkmal des Gänsefingerkrauts sind die auf der Rückseite silbrig behaarten und schimmernden, scharfgesägten, gegenständig angeordneten Fiederblätter. Aus einer Wurzel treibt das Gänsefingerkraut mehrere bis zu 1 m lange Ausläufer, die sich an den Knoten neu bewurzeln. Die gelben Blüten ähneln sehr denen des Fünffingerkrauts, des Hahnenfuß oder Sonnenröschens. Gänsefingerkraut wächst vor allem an Wegrändern, Gräben oder Wiesenrändern und ist sehr verbreitet. Zur Blütezeit (Mai-August) werden vor allem die Blätter gesammelt, rasch und luftig getrocknet.

Seinen Namen hat es wohl von einer gegenseitigen Vorliebe füreinander: Gänse lieben Gänsefingerkraut als Futter – das Gänsefingerkraut wiederum liebt Gänseweiden als Standort.

Inhaltsstoffe und Wirkung. Wichtige Wirkstoffe sind krampflösende Stoffe, sowie Flavone, Cholin und Sterine. Insbesondere auf glatte Muskulatur wirkt das Gänsefingerkraut krampflösend, d. h. es hilft bei Magen- und Darmkrämpfen, Magenpförtnerkrampf bei Säuglingen und Menstruationskrämpfen. Gerb- und Bitterstoffe wirken mild zusammenziehend, daher hilft es gut bei krampfartigen Durchfällen. Hierzu wird vor allem die im Herbst ausgegrabene getrocknete Wurzel verwendet.

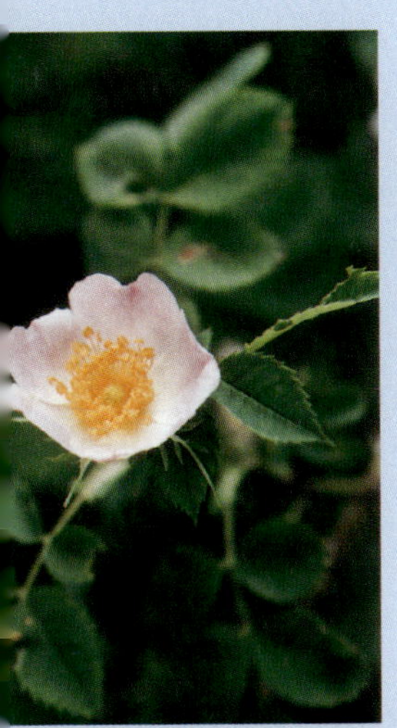

Heckenrose (Rosa canina)

Von der wilden Heckenrose werden vor allem die Früchte (Hagebutten) verwendet. Rosenblüten hingegen sammelt man von den veredelten Züchtungen, die jedoch meist auf den Wurzeln und Stämmen der wilden Heckenrose aufgepfropft sind. Bestimmte Sorten, meist mit rosa oder roten Blüten werden plantagenmäßig für Heil- und Kosmetikzwecke gezüchtet. Um 1 Tropfen Rosenöl zu gewinnen, braucht man ca. 30 Blüten.

Inhaltstoffe und Wirkung. Außer ätherischem Rosenöl enthalten die Blütenblätter Gerbstoffe, Glykoside und Farbstoffe. Medizinisch wird die Rose benutzt, um Herz- und Kreislauf zu stärken; sie wirkt harmonisierend und antidepressiv und kann so auch schlaffördernd sein. Rosenöl und Rosenwasser gelten in der Kosmetik als für die Haut sehr verträglich, lindernd und kühlend.

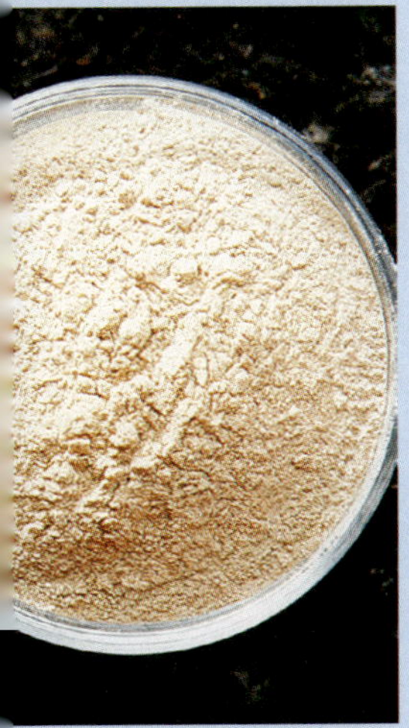

Heilerde

Heilerde ist nichts anderes als naturreiner Löß, der sich aus verschiedenen Mineralstoffen (z. B. Kieselsäure, Aluminiumoxyd, Kalziumoxyd, Magnesium usw.) und Spurenelementen (z. B. Fluor, Mangan, Chrom, Kobalt, Zink usw.) zusammensetzt. Heilerde wird unterhalb der oberen Erdschicht aus eiszeitlichen Ablagerungen gewonnen. Dem Löß wird die Feuchtigkeit entzogen, dann sterilisiert und in unterschiedliche Feinheitsgrade zermahlen und gesiebt.

Wirkung. Mit Lehm zu heilen ist ein uraltes Verfahren. Die aus dem feingemahlenen Pulver angerührte Lehmpaste bildet eine enorm große Oberfläche von Mineralpartikeln, die Flüssigkeit aufzusaugen vermag und Giftstoffe bindet. Sie wirkt entzündungshemmend und hat einen ableitenden, kühlenden Effekt.

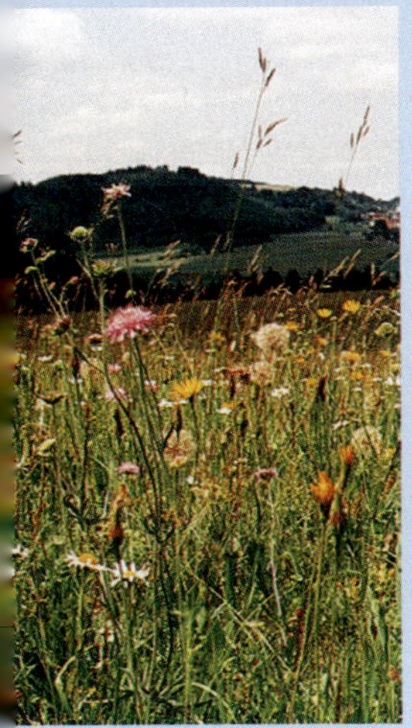

Heublumen (Flores graminis)

Wenn frisch geschnittenes Gras zu welken beginnt, spielt sich während des Trocknens ein Fermentationsprozess ab. Dabei entsteht aus dem in Gräsern und manchen Wiesenblumen enthaltenen Cumaringlykosid das Cumarin, das den typischen Heuduft ausmacht. Wird das Heu nach dem ersten Trocknen in der Scheune gelagert, fallen Blüten und die unreifen Samen aus. Dies bezeichnet man als Heublumen.

Inhaltsstoffe und Wirkung. Das darin enthaltene Cumarin und die ätherischen Öle wirken kreislauf- und stoffwechselaktivierend sowie hautdurchwärmend und schmerzdämpfend. Man bekommt Heublumen lose in jeder Apotheke oder in einer guten Kräuterhandlung. Man kann sie aber auch direkt beim Bauern besorgen.

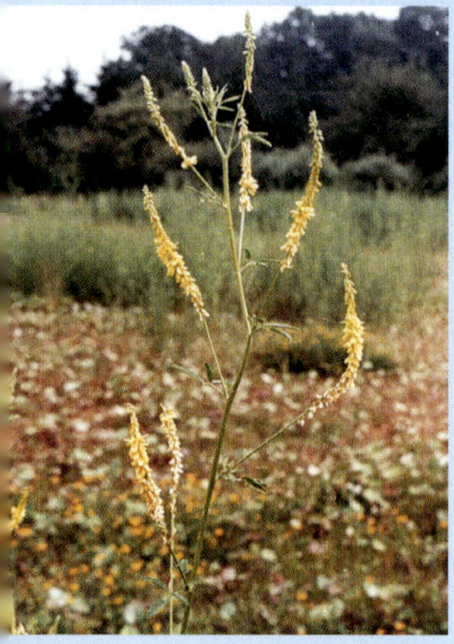

Honigklee (Melilotus officinalis)

Honigklee wächst hierzulande verbreitet – aber kaum beachtet – auf Brachland, Schuttplätzen und an Straßen- und Wegrändern. Er mag es karg, sonnig und steinig und wird daher auch Steinklee genannt.

Inhaltsstoffe und Wirkung. Das Cumarin, der charakteristische Duftstoff des Honigklees, wird zum größten Teil erst beim Welken und Trocknen frei. Außer Cumarin (bis 0,9%) enthält Honigklee noch Melilotin, Gerbstoffe und flavone Farbstoffe. Die Wirkstoffe des Honigklees erhöhen die Aufnahmefähigkeit und Durchlässigkeit der Venen und Lymphgefäße und verbessern so die Ableitung von Flüssigkeitsansammlungen im Gewebe. Darüber hinaus wirkt Honigklee entzündungshemmend, erweichend, krampflösend und schmerzstillend. Verwendet werden vom Honigklee die oberen Teile der blühenden Stängel.

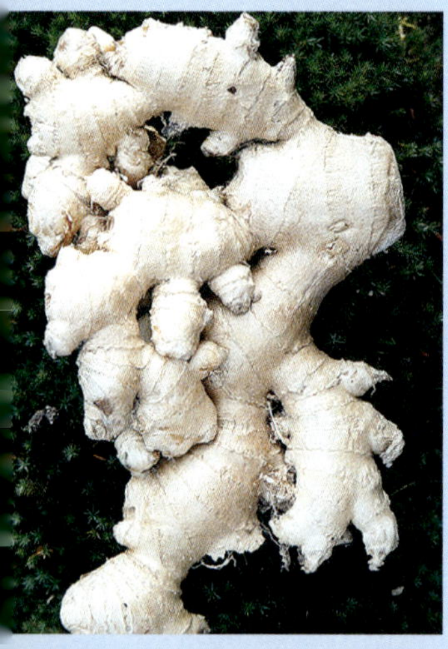

Ingwer (Zingiber officinale)

Ingwer wird in tropischen Ländern angebaut. Es ist eine Pflanze mit einem kräftigen Rhizom, das sich in knollenförmige Abschnitte unterteilt, aus denen die Laubsprossen austreiben, die bis zu einem Meter hoch werden können und an denen bis zu 20 cm lange, schmale, lanzettartige Blätter sitzen. Die hellgelben Blüten mit ihrer purpurroten Lippe sitzen an einem knolligen Blütenstand, bestehend aus verdickten, schuppenartigen grünen Deckblättern.

Inhaltsstoffe und Wirkung. Verwendet wird das Rhizom des Ingwers, das u.a. reichlich ätherisches Öl und Scharfstoffe enthält. Innerlich fördert es die Sekretion von Speichel und Magensaft und wirkt antiemetisch (gegen Erbrechen). Bei äußerer Anwendung als Zusatz (Aufguss des pulverisierten Ingwers) zu Wickeln oder Auflagen wird eine Wirkung beobachtet, die in mehreren Phasen abläuft und in einer anhaltenden, wohligen und den ganzen Körper durchströmenden Wärme gipfelt.

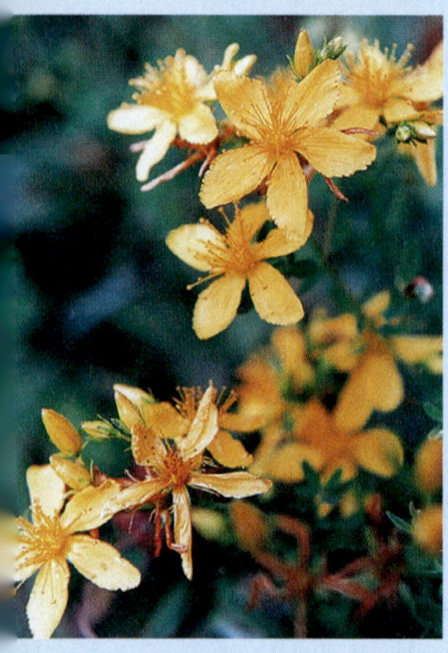

Johanniskraut (Hypericum perforatum)

Die Blütezeit des Johanniskrauts ist um Sommersonnenwende (21. Juni) bis weit in den August. Der Hauptwirkstoff dieser einheimischen und recht verbreiteten Heilpflanze ist das Hypericin, ein in Öl löslicher, leuchtend roter Farbstoff. Johanniskrautöl ist ein Ölauszug, den man einfach selbst herstellen kann (S. 40).

Wirkung. Johanniskraut und die aus ihm hergestellten Präparate wirken heilsam auf Beschwerden und Erkrankungen, die etwas mit den Nerven zu tun haben. Innerliche Anwendung (z. B. als Tee): Depressionen, Schlafstörungen. Äußerlich Anwendung: Einreibungen oder Ölkompressen bei Nervenreizungen oder -verletzungen, aber auch bei Verspannungsschmerzen.

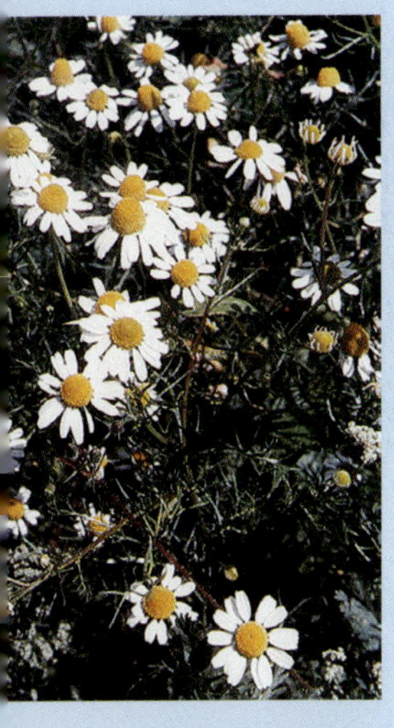

Kamille (Matricaria chamomilla)

Die Kamille ist eine altbekannte Heilpflanze.

Inhaltsstoffe und Wirkung. Verwendet werden die Blütenköpfchen, die den höchsten Gehalt an Wirkstoffen, insbesondere ätherischen Ölen (Chamazulen), enthalten. Chamazulen wirkt leicht desinfizierend, entzündungshemmend, krampflindernd, beruhigend und schmerzlindernd. Kamille ist ein Korbblütler und kann, wie manch andere Pflanzen aus dieser Familie auch, allergische Reaktionen auslösen.

Hinweis. Kamille sollte grundsätzlich nur sparsam und befristet angewendet werden, da sie bei Überdosierung und zu lang andauernder Anwendung zu Reizzuständen (Haut-, Schleimhäute) und zu gereizter, „grantiger" Stimmung führen kann.

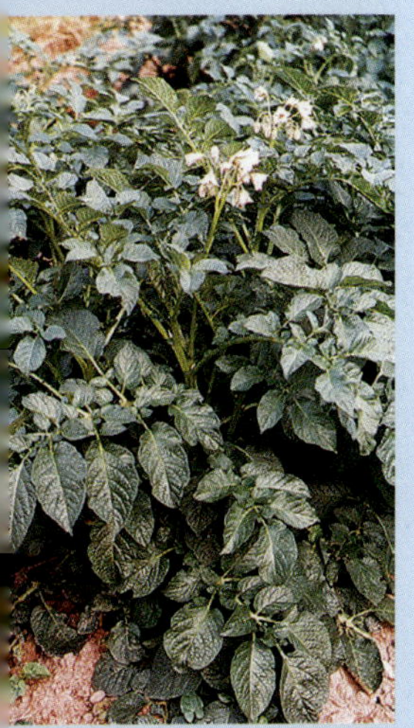

Kartoffel (Solanum tuberosum)

Inhaltsstoffe. Die Kartoffel enthält neben Solanin und Stärke in kleinen Mengen Zitronen-, Apfel- und Milchsäure sowie oxalsaure Salze. Doch gibt es keinerlei Nachweise, ob diese Stoffe bei Wickeln und Auflagen mit gekochten Kartoffeln über die Haut aufgenommen und wirksam werden können.

Wirkung. Vielmehr geht man bisher davon aus, dass Kartoffeln hervorragende Wärmespeicher sind, wobei die von ihnen abgegebene Feuchtigkeit (Dampf) die Wärme gut leitet, mit Hilfe der speicherfähigen Kartoffelmasse jedoch weitaus anhaltender als bei einer nur feuchtheißen Anwendung. In der Praxis werden allerdings Unterschiede zwischen den verschiedenen Kartoffelsorten beobachtet. Mehlige, weichkochende Arten scheinen sich etwas besser zu eignen (sie halten die Wärme besser) als sehr wässrige Sorten.

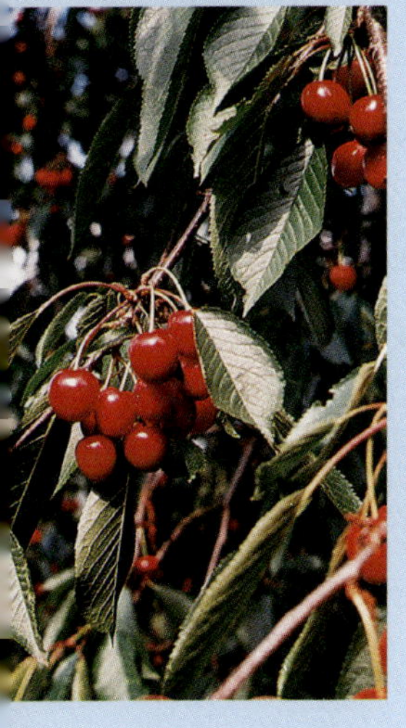

Kirsch (Kerne)

Das Holz von Kirschkernen hat besonders gute Wärmehalte-Eigenschaften – es nimmt die Wärme gut auf und gibt sie nur langsam ab. Ein Kirschkernsäckchen schmiegt sich weit besser als eine Wärmeflasche an den Körper an und verbessert so auch die Wärmeleitung.

Herstellung. Wer ein Kirschkernsäckchen selbst herstellen will, muss entweder reichlich Kirschen verzehren und sorgfältig jeden Kirschkern aufbewahren oder sucht eine Marmeladenfabrik auf, um sich dort größere Mengen an Kirschkernen zu besorgen. Dann müssen die Kirschkerne jedoch erst sorgfältig vom restlichen Fruchtfleisch gereinigt werden, weil dies sonst beim Erwärmen sehr penetrant riecht. Man kann sie in einen alten Netzvorhang oder eine Windel verknotet in der Waschmaschine waschen, dann zwischen zwei Frottiertüchern trockenreiben und an der Luft oder in der Sonne ausgebreitet noch 1–2 Tage durchtrocknen lassen, bevor man sie so in Stoffsäckchen abfüllt, dass sie sich noch gut am Körper anschmiegen können.

Anwärmen. Angewärmt werden Kirschkernsäckchen – je nach gewünschter Wärmeintensität – auf dem Heizkörper oder in einem Wärmeofen, wie er z. B. auf Entbindungsstationen zum Anwärmen der Babysachen zur Verfügung steht; zu Hause wird es auf den Kachelofen, den Heizkörper oder auf einen Wasserkessel aufgelegt, der auf einem Kohle- oder Holzofen steht. Man kann das Säckchen auch im Backofen anwärmen, doch scheint dies ein sehr großer Energieaufwand für solch eine „alternative" Methode.

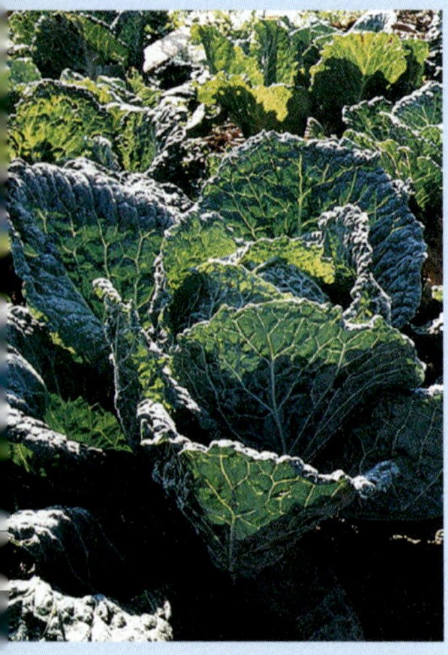

Kohl (Brassica oleracea)

Kohl als äußerliche Anwendung zu verwenden klingt – obwohl schon seit der Antike bekannt und bewährt – für viele doch sehr alternativ.

Inhaltsstoffe und Wirkung. In der Auflistung von Inhaltsstoffen des Kohls findet man aber jede Menge Nährstoffe, Schwefelanteile, Sulforaphane (krebshemmende Substanzen), Flavonoide (entgiftende Substanzen) und hormonregulierende Indole. Doch lassen diese wegen ihrer innerlichen Wirkung bekannten Stoffe auch darauf schließen, dass sie bei äußerlicher Anwendung ebenso zur Wirkung kommen? Ehrlicherweise muss festgestellt werden, dass hier vor allem die positiven Erfahrungen im Vordergrund stehen, die Pflegende mit Wirsing-Auflagen (vor allem bei Schmerzzuständen unterschiedlicher Ursache) oder mit Weißkohl (eher bei schlecht heilenden und oft weniger schmerzenden Wunden, Entzündungen usw.) gemacht haben. Verwendet werden dabei eher die äußeren und grüneren, aber gesunden Blätter.

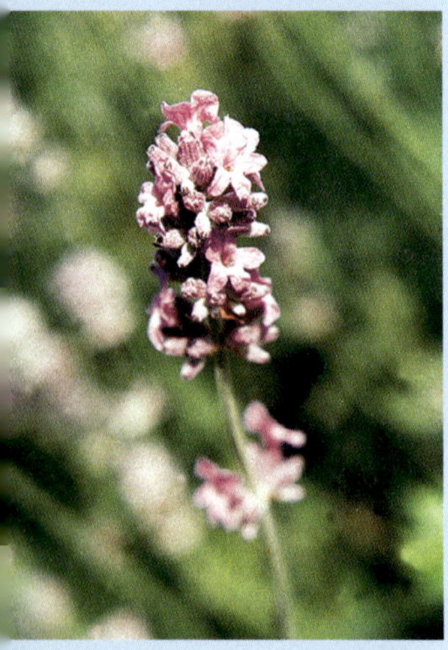

Lavendel (Lavandula officinalis)

Lavendel ist ursprünglich in den wärmeren Zonen des Mittelmeerraumes beheimatet und kommt dort wild vor. Der Hauptwirkstoff, das ätherische Öl (es besteht wiederum aus ca. 160 Einzelwirkstoffen), wird in der Wärme und Sonnenbestrahlung sommerlicher Tage in den Blütenrispen und Stängeln der Pflanze gebildet.

Herstellung. Nur durch Wasserdampfdestillation kann es aus den Pflanzenteilen herausgelöst werden. Um 1 Liter reine Lavendelöl-Essenz zu gewinnen, braucht man (je nach Lavendelsorte) ca. 80 – 150 kg (ca. 5 m^3) Blüten. Umgerechnet bedeutet dies, dass 1 Tropfen reine Ölessenz etwa 1 – 2 Esslöffeln Blüten entspricht.

Wirkung. Lavendelöl wirkt antiseptisch, reiz- und krampflösend, sowohl beruhigend als auch anregend (d. h. ausgleichend und harmonisierend), aufbauend und auch erfrischend.

Hinweis. Bei zu starker Dosierung oder einer Anwendung über zu lange Zeit kann es zum Umkehreffekt (d. h. die Beschwerden verschlimmern sich), Kopfschmerzen oder Hautreizungen kommen.

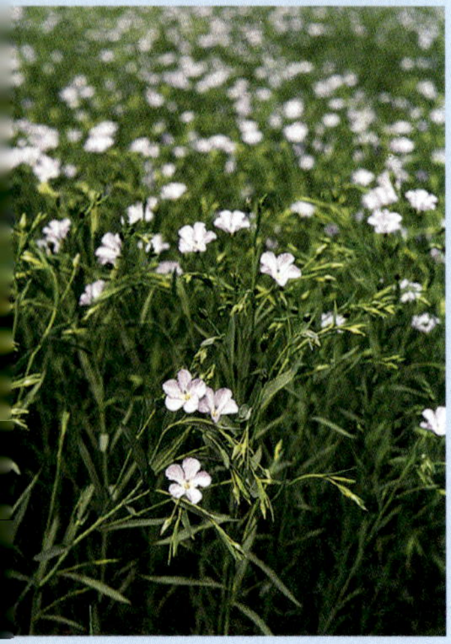

Lein (Linum usitatissimum)

Der Lein ist eine einjährige Pflanze, die schon seit Jahrtausenden vom Menschen als Nutzpflanze angebaut wird. Der Lein blüht zwischen Juni und August und gedeiht selbst auf kargem Boden. Die ausgereiften Samen werden im September ausgedroschen und nachgetrocknet.

Wirkung. In geschroteter Form mit reichlich Flüssigkeit eingenommen oder in Brotteig eingearbeitet, gilt der Leinsamen als verdauungsfördernd. Das bewirkt vor allem seine Eigenschaft, Wasser zu binden und dabei stark zu quellen und reichlich Schleim freizusetzen.

Bei der Verwendung zu Kompressen nutzt man seine Fähigkeit, zu einem zähen Brei einzudicken, der dann Wärme zu speichern vermag. Die Wirkung des Schleims (Feuchtigkeit) in Kombination mit dem hohen Ölanteil wirkt sich auf die Haut sehr glättend und weichmachend aus. Aus den Samen gewinnt man im übrigen ein hochwertiges Speiseöl, und in der Industrie stellt man aus dem Leinsamen Firnis und Lacke her. Die Stängel dieser zierlichen Pflanze liefern Fasern, aus denen Flachs für das Handwerk und strapazierfähige Leinenstoffe hergestellt werden.

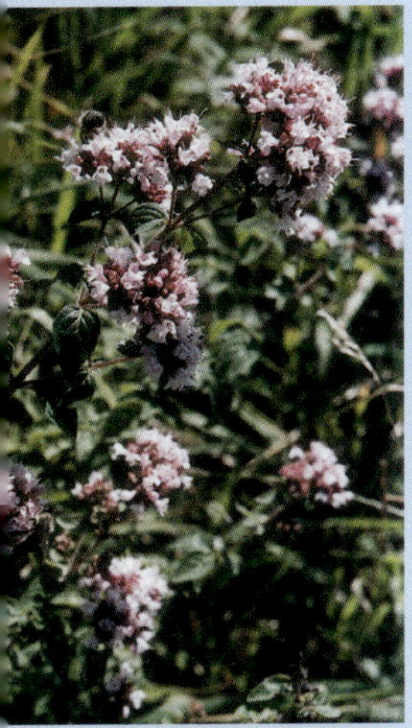

Majoran (Origanum majorana)

Die Stammpflanze wird etwa 20 bis 50 cm hoch, ist stark verästelt, aufrecht und besitzt vierkantige, dünne zähe Stängel und Äste, an denen beiderseits kurzbehaarte Blätter sitzen. Die Blüten sind hellrot bis weiß. Die ganze Pflanze riecht stark aromatisch. Man schneidet das Kraut kurz über dem Boden ab und trocknet es gebündelt an der Luft. In gut verschlossenen Gefäßen hält sich der Majoran mehrere Jahre lang, ohne merklich an Wirkstoffen zu verlieren.

Inhaltsstoffe und Wirkung. Das ätherische Öl, das in guter Ware etwa zu 0,6 bis 1,0% enthalten ist, bildet den Hauptwirkstoff. Bitterstoffe und Gerbstoffe ergänzen die Wirkung. Majoran wird in der Küche als Gewürz verwendet, um Speisen bekömmlicher und schmackhafter zu machen. Als Tee wird er bei Nervenkrankheiten, Erkältungskrankheiten mit Husten und Verschleimung, Verdauungsbeschwerden mit Blähungen verwendet.

Hinweis. Überdosierung und zu langer Gebrauch (regelmäßig über mehrere Wochen) können zu Kopfschmerzen und Benommenheit führen. Diese Begleiterscheinung dürfte auf das ätherische Öl zurückzuführen sein.

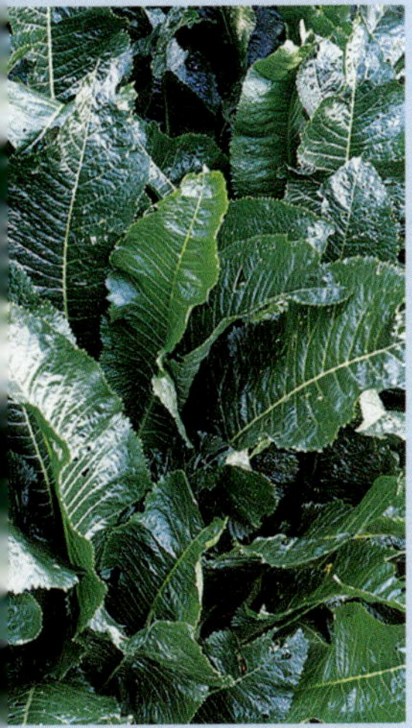

Meerrettich (Armoracia rusticana)

Der Meerrettich gehört nicht zu den Pflanzen, die man leicht übersieht. Aus der rübenförmigen langen Wurzel treiben bis zu 60 cm lange, kräftige grüne Blätter hervor. Leicht verdrängt er andere, kleinere Pflanzen aus seinem direkten Umfeld. Verwendet werden sowohl für heilkundliche als auch kulinarische Zwecke die Wurzeln. Diese werden geerntet, wenn sich die Kräfte aus den oberirdischen Teilen der Pflanze in die Wurzeln zurückziehen bzw. noch in denselben konzentriert sind – also im Herbst (ab Oktober) und Frühjahr (bis März).

Inhaltsstoffe und Wirkung. Konzentriert sind in der Meerrettichwurzel ätherische Öle, reichlich Vitamin C, Mineralstoffe und vor allem Allylsenföl, das antibiotisch wirkt und (bei innerlicher Anwendung) insbesondere über die Atem- und die Harnwege ausgeschieden wird und somit ein wirkungsvolles „pflanzliches Antibiotikum" bei Infekten der Atem- und Harnwege darstellt. Äußerlich angewendet wirkt es (sehr ähnlich wie Senfmehl) hautreizend, hyperämisierend und intensiv durchwärmend.

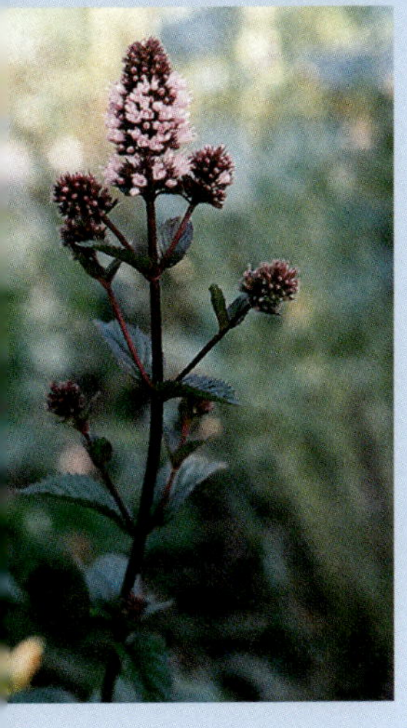

Pfefferminze (Mentha piperita)

Die Pfefferminze (auch englische Minze genannt) ist eine von vielen Minze-Arten – eine Kreuzung aus Wasser- und Krauseminze. Sie vermehrt sich über Ausläufer. Das ätherische Öl wird meistens von speziellen Züchtungen gewonnen, die einen besonders hohen Gehalt an ätherischem Öl haben und damit eine gute Ausbeute ergeben (z. B. die japanische Minze). Als Zusatz für kühlende Waschungen oder zu Wadenwickeln verwendet man jedoch besser getrocknete Pfefferminz-Blätter und stellt einen Aufguss daraus her.

Wirkung. Die Minze wird auf der Haut als kühlend empfunden. Doch kühlt sie nur subjektiv, indem sie die Kälterezeptoren in der Haut reizt und die Person sich hinterher erfrischt fühlt.

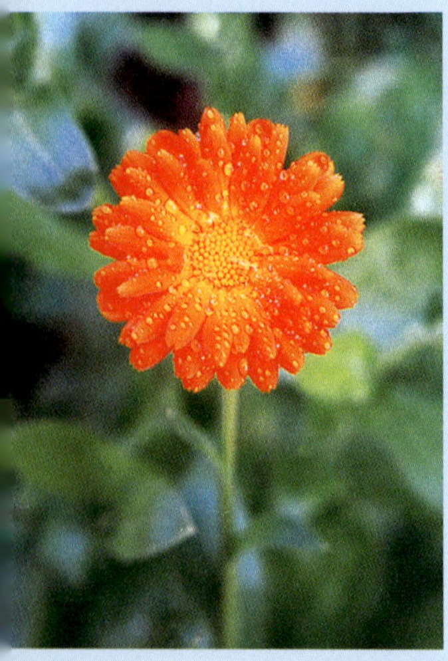

Ringelblume (Calendula officinalis)

Die Ringelblume, eine der verbreitesten Sommerblumen in unseren Gärten, leuchtet mit ihren Blüten von Juni bis weit in den späten Herbst. Es gibt verschiedene Arten – einfache, gefüllte, blassgelbe bis dunkelorange. Ihren Namen hat die Ringelblume von der Form ihrer reifen Samen, die aussehen wie kleine Ringlein.

Inhaltsstoffe und Wirkung. Die Hauptwirkstoffe (Flavonoide, Glycoside, ätherisches Öl usw.) sollen vor allem in den eher orangefarbenen Zungenblüten konzentriert sein. Die Ringelblume wirkt reinigend, desinfizierend, wundheilend und granulationsfördernd. Daher wird sie als Wickelzusatz erfolgreich bei schlecht heilenden, unsauberen Wunden und Geschwüren eingesetzt. Auch bei Ekzemen und Hautallergien leistet sie gute Dienste, ebenso bei juckenden und brennenden Krampfadern. Man benutzt dann entweder einen Blütenaufguss oder den mit Wasser verdünnten alkoholischen Auszug (Arnika-Essenz). Beliebt ist auch die Verwendung von Ringelblumensalbe.

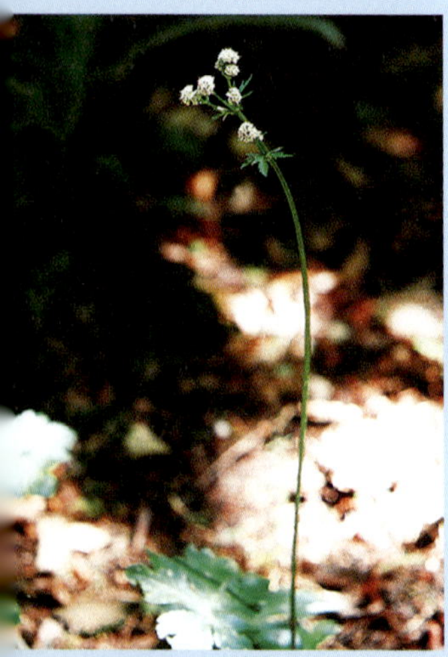

Sanikel (Sanicula europaea)

Im lichtdurchfluteten Frühlings-Laubwald fällt sie nur dem Kundigen ins Auge. Sie ist eher unauffällig, jedoch auch mit typischen Merkmalen ausgestattet: Den grundständigen, kräftiggrünen und glänzenden Blättern, die sich vom Braun des Waldbodens deutlich abheben und ein bisschen den Hahnenfuß-Blättern ähneln; typisch sind auch die langen, aufrechten Stängel mit linsengroßen, kugeligen, weißen Blütendöldchen.

Inhaltsstoffe und Wirkung. Verwendet wird vor allem das getrocknete blühende Kraut, das Saponine, Gerb- und Bitterstoffe, ätherische Öle, Vitamin C und Allantoin (das wir vom Beinwell kennen) enthält. Als Zusatz bei äußerlichen Anwendungen (Heilerde) lindert es Entzündungen von Haut und Schleimhäuten.

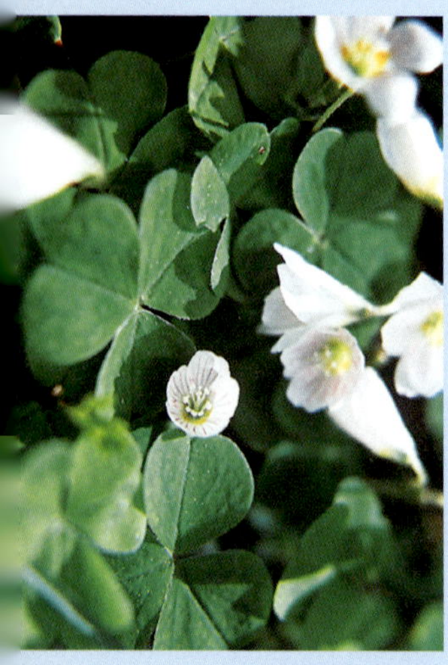

Sauerklee (Oxalis acetosella)

Der Sauerklee gehört zum typischen Bild unserer heimischen lichten Buchenwälder im Frühling. Seine lindgrünen, zarten Blättchen und die weißen Blüten bilden an manchen Stellen einen richtigen Teppich auf dem Waldboden.

Inhaltsstoffe und Wirkung. Ähnlich wie Sauerampfer, enthält auch der Sauerklee Oxalsäure, die in großen Mengen – innerlich angewendet – toxisch ist. Sauerklee wird vor allem in der anthroposophisch orientierten Medizin und Pflege zur Anregung der aufbauenden Stoffwechseltätigkeit als Wickelzusatz genutzt. Er soll die Tätigkeit von Magen, Leber und Darm regulieren und krampflösend wirken.

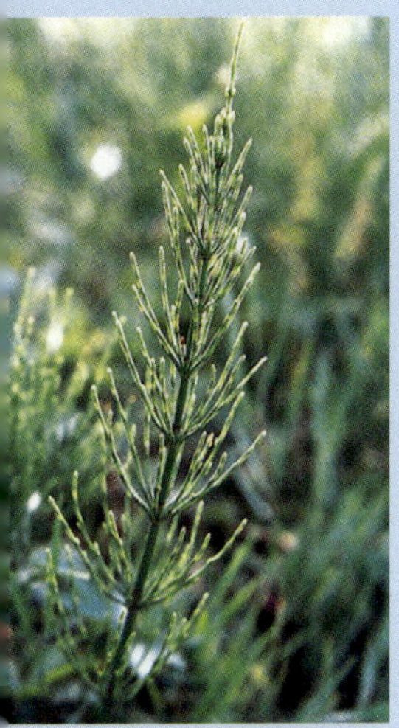

Schachtelhalm (Zinnkaut, Equisetum arvense)

Der Schachtelhalm, den es seit ca. 400 Millionen Jahren auf der Erde gibt, scheint sich in seiner kargen und einfachen Form, ohne Blüten oder Blätter, ganz auf das Wesentliche zu beschränken.

Inhaltsstoffe und Wirkung. Er besteht zu einem sehr hohen Anteil aus Kieselsäure (blutstillend und gewebsfestigend) und hat eine deutliche Beziehung zum Bindegewebe im Körper (Knochen, Knorpel, Nägel, Zähne usw.). Der Bindegewebs-Stoffwechsel wird angeregt, Ausscheidung und Aufbau werden gefördert. Schachtelhalm enthält außerdem Saponine, die entwässernd wirken, und Flavone, die die Blutgefäße festigen.

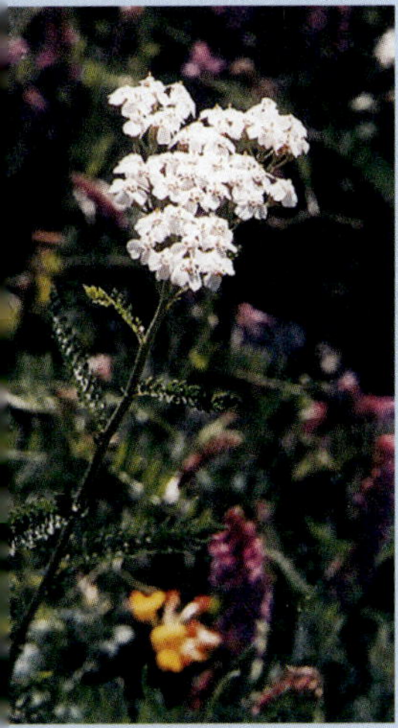

Schafgarbe (Achillea millefolium)

Die Schafgarbe wächst an Rainen, Weg- und Ackerrändern und liebt es sonnig und trocken.

Inhaltsstoffe und Wirkung. Sie enthält ein ätherisches Öl (0,1 – 0,5%), das dem Chamazulen der Kamille ähnlich ist sowie ein bitteres Glykosid, Gerbstoffe, Säuren, Harze usw. Sie wirkt zirkulationsfördernd, erwärmend und krampflösend, weshalb man sie als Wickelzusatz in Bezug auf die Organe im Unterleib und die Lebertätigkeit gerne nutzt. Die Schafgarbe hat außerdem blutstillende, entzündungs- und keimhemmende Eigenschaften und eignet sich deshalb auch als Alternative zu Spülungen und Bädern mit Kamillenblüten.

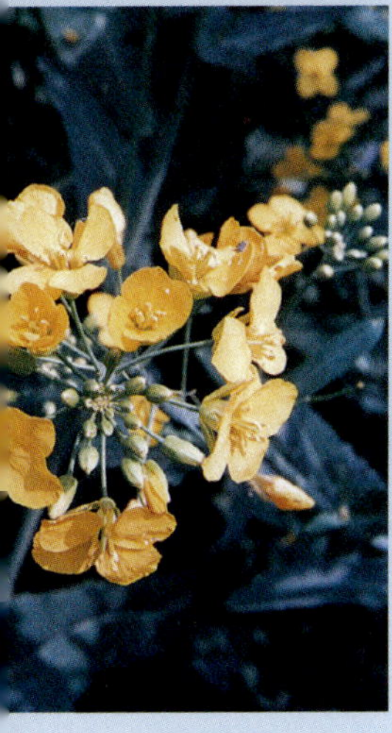

Senf (Brassica nigra)

Für Wickel und Auflagen wird „Schwarzes Senfmehl“, das in der Apotheke als „Semen sinapis pulv.“ erhältlich ist, verwendet. Dieses wird – von der Apotheke selbst oder vom Großhandel – möglichst frisch aus den dunkelbraunen, fast schwarzen Samen der Senfpflanze (Brassica nigra) geschrotet.

Inhaltsstoffe und Wirkung. Senfmehl enthält bis zu 30% fettes Öl. Im intakten Senfkörnchen sind Senföl-Glukoside und das Enzym Myrosinase getrennt voneinander gespeichert. Sobald die Körnchen zermahlen werden und etwas lauwarmes Wasser hinzugefügt wird, werden die Senföl-Gluckoside durch das Enzym Myrosinase hydrolytisch gespalten, wobei unter anderem das flüchtige, scharf und stechend riechende Allylsenföl entsteht. Dieses dringt rasch in die Haut ein und verursacht eine starke Hyperämisierung.

Hinweis. Wird das Senfmehl mit Wasser angerührt, das wärmer als 50 °C ist, wird das Enzym Myrosinase zerstört, es kann also das Senföl-Glukosid nicht aufspalten, und die erwünschte Hautreizung bleibt aus.

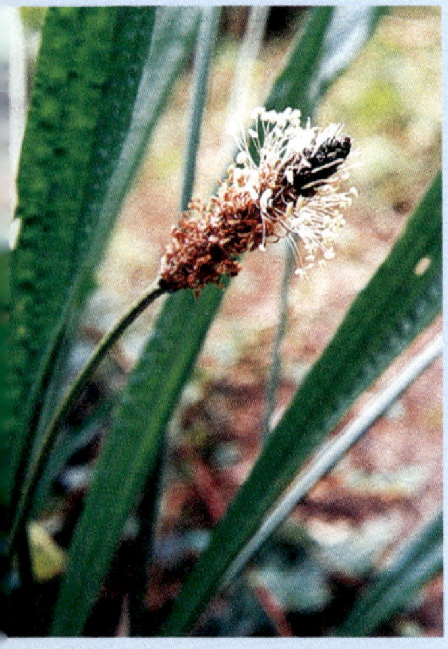

Spitzwegerich (Plantago lanceolata)
Seine schmalen, länglichen Blätter gaben dem Spitzwegerich seinen Namen und unterscheiden ihn von seinen beiden Brüdern, dem Breitwegerich und dem Mittleren Wegerich. Er hat kleine, unscheinbare Blütenköpfchen. Spitzwegerich gilt seit Generationen als Wundheilmittel und vor allem als starkes Hustenkraut.
Inhaltsstoffe und Wirkung. Die Kombination seiner Wirkstoffe nützt den Atemwegen auf verschiedene Art: Schleimstoffe schützen die entzündlich wunden Schleimhäute und tragen zur Verflüssigung und Ausscheidung entzündlicher Stoffe bei. Er enthält antibakterielle Wirkstoffe und mit Hilfe von Gerbstoffen und Kieselsäure kann sich die genesende Schleimhaut wieder regenerieren und stabilisieren. Man verwendet frische oder getrocknete Spitzwegerichblätter zu Tee oder Hustensirup, man kann den Frischpresssaft einnehmen oder ihn in Salbenform einreiben oder als Salbenläppchen auflegen.

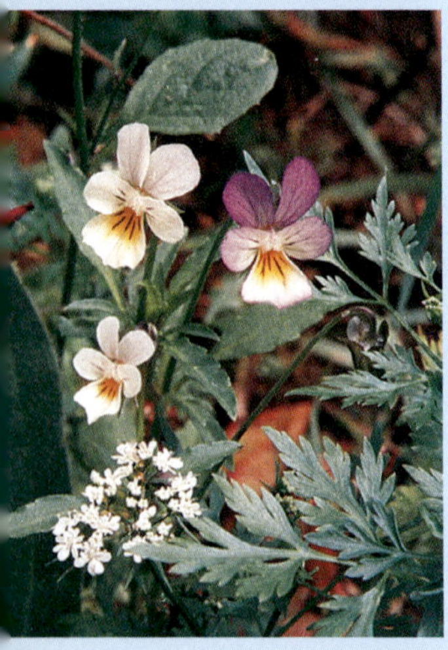

Stiefmütterchen (Viola tricolor)
Es ist zwar nicht so auffällig wie das großblütige Gartenstiefmütterchen (das eine Züchtung ist und nicht als heilwirksam gilt), hat aber in seiner Dreifarbigkeit (violett, weiß und gelb) und seiner zarten Gestalt seinen ganz eigenen Charme. Es liebt Äcker, Brachland, Weg- und Wiesenränder als Standort.
Inhaltsstoffe und Wirkung. Stiefmütterchen enthält Saponine, Flavonoide, Gerb- und Bitterstoffe sowie Salicylsäureverbindungen. Es kann innerlich und äußerlich als Aufguss bei juckenden Ekzemen in jedem Lebensalter, bei Akne und Schuppenflechte angewendet werden.

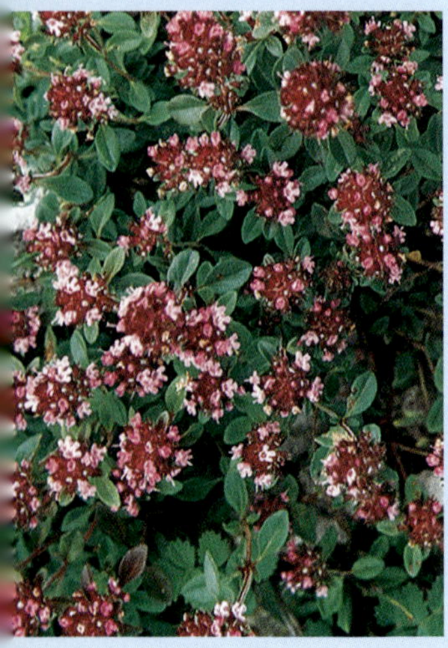

Thymian (Thymus vulgaris)
Der echte Thymian stammt ursprünglich aus dem Mittelmeerraum, ist aber inzwischen auch in unseren Gärten heimisch geworden.
Inhaltsstoffe und Wirkung. Er enthält ca. 0,4 – 1,7 % ätherisches Öl, Gerbstoffe, Saponine, Bitterstoffe usw. Besonders die krampflösenden Eigenschaften des ätherischen Öls machen Thymian zu einem wirkungsvollen Mittel bei krampfartigem Husten (er galt von jeher als wirkungsvolles Keuchhustenmittel), spastischer Bronchitis und Asthmaanfällen. Auch bei krampfartigen Beschwerden des Verdauungstrakts ist Thymian hilfreich, regt überdies die Produktion der Verdauungssäfte an (deshalb wird er auch als Gewürz verwendet) und fördert den Appetit.
Hinweis. Wenn man nur das ätherische Öl des Thymians verwendet, muss man sehr auf die Dosierung achten, da eine Überdosierung bei empfindlichen Menschen zu Neben- und Umkehrwirkung bis hin zur Krampfneigung führen kann.

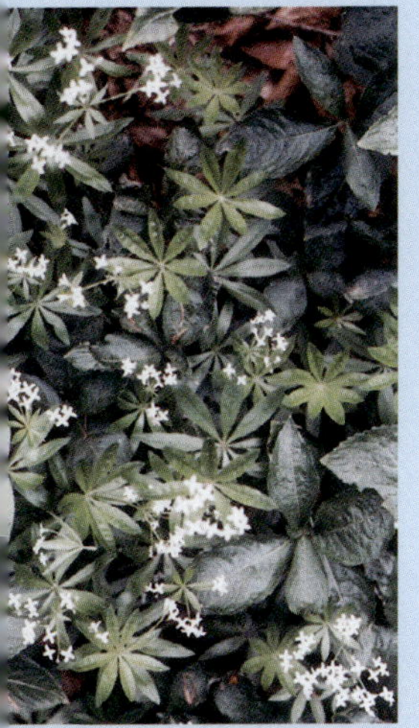

Waldmeister (Galium odoratum)

Der Waldmeister ist eine zarte Pflanze von 10 bis 30 cm Höhe. Am Erdboden mit einem kriechenden dünnen Wurzelstock verankert, entsendet er zahlreiche aufrechte, glatte vierkantige Stängel an die Eroberfläche, die – in Quirlen angeordnet – lanzettliche Blätter tragen. Die Blättchen sind am Rand ein wenig rau, kurz stachelspitzig, ganzrandig und kahl. Die weißen Blüten sind sternförmig und klein.

Besonders in angewelktem Zustand duftet die ganze Pflanze stark. Wer den Waldmeister sammeln möchte, der muss in schattige Buchenwälder gehen. Dort wächst er mit Vorliebe. Waldmeister wird zur Blütezeit gesammelt, man schneidet das Kraut kurz über dem Erdboden ab, bündelt es und hängt es danach zum Trocknen an einem schattigen Ort auf.

Inhaltsstoffe und Wirkung. Waldmeister enthält Cumaringlykosid, das beim Trocknen Cumarin abspaltet, Asperulosid, ein Anthraglykosid, Bitterstoffe, Gerbstoffe u. a. Er gilt als Beruhigungsmittel, als Mittel gegen Migräne, Leberstauungen, Schwermut und Darmstörungen. Er ist meistens Bestandteil verschiedener Teemischungen.

Hinweis. Bei Überdosierung führt Waldmeister zu Kopfschmerzen.

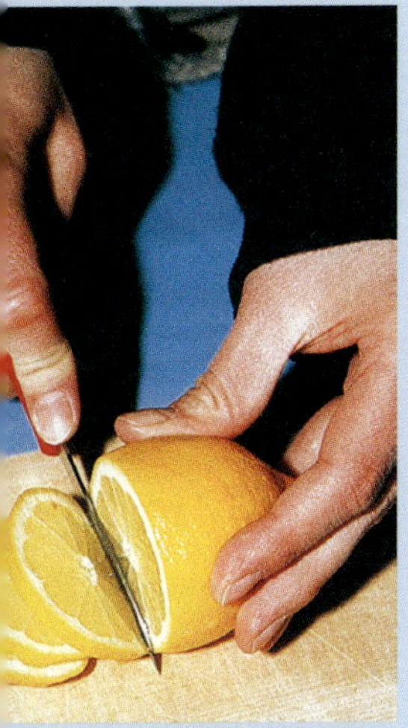

Zitrone (Citrus limon)

Der sonnenwarme Mittelmeerraum ist die Heimat der Zitronen. Ein Zitronenbaum strahlt Vitalität aus: Kräftige, immergrüne Zweige, fast das ganze Jahr leuchtende Blüten und Früchte in allen Reifegraden. Ein süßlicher, aromatischer Duft geht von den Blüten aus. Das eigentliche ätherische Zitronenöl sitzt jedoch vor allem in den Schalen der grünen Zitronen und wird durch Kaltpressung und Zentrifugieren gewonnen. Gerade in der Schale aber sitzen auch die ganzen Rückstände der Insektizide und Pestizide, die im konventionellen Anbau wiederholt eingesetzt werden. Deshalb sollte beim Kauf zumindest auf die Deklarierung „unbehandelt" geachtet werden (was aber nur heißt, dass sie die letzten Wochen vor der Ernte nicht mehr behandelt wurden). Für den Einsatz in der Pflege erkrankter Menschen sollten jedoch Zitronen aus kontrolliert biologischem Anbau bevorzugt werden. Dasselbe gilt für die Verwendung von ätherischen Ölen.

Inhaltsstoffe und Wirkung. Für Wickel und Auflagen wird beides kombiniert genutzt, sowohl der Zitronensaft als auch das Öl der Zitronenschale. Der stark saure Zitronensaft soll zusammenziehend, ableitend und abschwellend wirken, während das Zitronenöl der Schale diese Wirkung noch durch seine fiebersenkende, keimhemmende und abwehrstärkende Wirkung unterstützt. Außerdem vermittelt der Duft von Zitronen ein Gefühl von Frische und Unbeschwertheit. So wie die Vitalität im Pflanzenbild der Zitrone zum Ausdruck kommt, so scheint sie diese auch im Menschen zu fördern und zu bestärken.

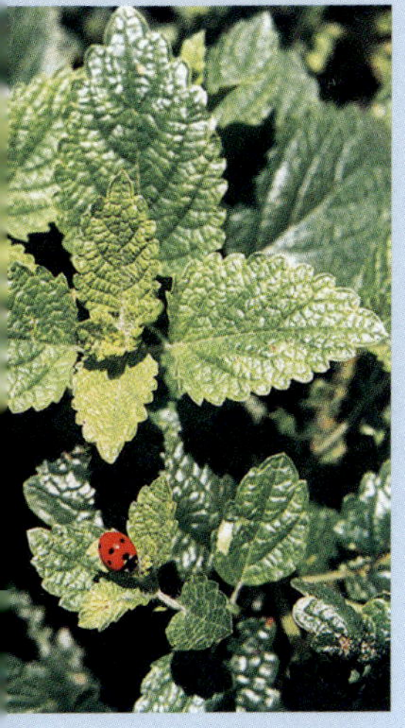

(Zitronen-)Melisse (Melissa officinalis)

Die Melisse stammt eigentlich aus dem östlichen Mittelmeerraum und ist als Gewürzpflanze in unseren Gärten heimisch geworden. Sie enthält in ihren Blättern ätherisches Öl, das sich aus verschiedenen Einzelstoffen (Citral, Citronellal, Geraniol usw.) zusammensetzt. Das echte Melissenöl wird in den Blättern (vor der Blüte) gebildet, kommt aber nur sparsam vor: Man braucht zur Gewinnung von 1 Liter echtem Melissenöl 7 Tonnen Blätter! Das macht dieses übrigens sehr süß und fruchtig riechende Öl zu einer Kostbarkeit. Wenn man dennoch zahlreiche sogenannte „Melissenöle" und -produkte preiswert im Handel erhält, so handelt es sich dabei immer um Citronella-Öl oder Mischungen aus anderen ergiebigen und preiswerten Citrusaromen.

Wirkung. Melissenöl ist ausgesprochen virusstatisch, entzündungshemmend, entkrampfend, beruhigend und stärkend. Citronella (im Handel auch als „Melissae indicum" erhältlich), hat keine ganz so feine und eine insgesamt abgeschwächtere Wirkung. Es wirkt eher reinigend, erfrischend und kann bei Erkältungen und Husten eingesetzt werden.

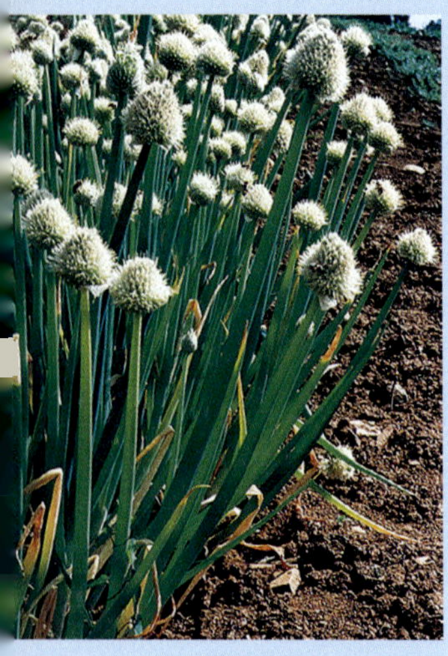

Zwiebel (Allium cepa)

Inhaltsstoffe und Wirkung. Die Zwiebel treibt uns beim Zerschneiden das Wasser in die Augen. Damit wird eine der Hauptwirkungen dieser Pflanze deutlich: Sie vermag die Flüssigkeitsbildung und -ausscheidung im Körper anzuregen und kann damit auf Krankheitsprozesse klärend und lösend wirken. Sie ist reich an wässrigem Schleim und Kohlenhydraten sowie Fett und Mineralstoffen. Allicin, ein schwefelähnlicher Stoff, den man beim Aufschneiden deutlich riecht, wirkt antibiotisch. Allylsulfensäure, eine schwefelhaltige Säure, löst Tränen oder auch ein Kribbeln auf Haut und Schleimhäuten aus.

Die Zwiebel bringt Entzündungen im ganzen Körper zum Abklingen, insbesondere auch in den Atemwegen, wo sie Nasen- und Rachenschleimhäute abschwellen lässt und Husten löst und lindert. Sie zieht dabei auch allerlei Reiz- und Giftstoffe an und leitet sie ab.

Die im folgenden genannten pflegerischen Interventionsmöglichkeiten durch Wickel und Auflagen sind im Rahmen der gesamten Behandlung zu sehen und mit anderen beteiligten Therapeuten abzustimmen. Eine eventuell notwendige ärztliche Konsultation darf nicht versäumt werden.

Indikation	Maßnahme	Seite
Abszesse/Furunkel (oberflächlich)	■ Bockshornkleeauflage (warm)	68
	■ Heilerdeauflage, mit oder ohne Kräuterzusatz	65
	■ Kohlauflage (eher Wirsing)	67
	■ Leinsamenkompresse	36
	■ Quarkauflage (kühl)	60
Akne	■ Heilerdeauflage, mit oder ohne Kräuterzusatz	65
	■ Quarkauflage (kühl)	60
Angina – s. Mandelentzündung		
Angina pectoris	■ Arnikaauflage (warm)	64
	■ Senfkompresse	50
Arthritis – s. Gelenkentzündung, chronische		
Arthrose	■ Dampfkompresse mit oder ohne Heublumen	30/25
	■ feucht-heißer Gelenkwickel oder -auflage mit oder ohne Heublumen	25
	■ Kartoffelauflage	32
	■ Quarkauflage (körperwarm)	44
Asthma	■ Senfkompresse	50
Atemunterstützung	■ Dampfkompresse mit oder ohne Thymian oder Zitrone	30
	■ feucht-heiße Brustauflage mit oder ohne Thymian oder Zitrone	27
	■ Kartoffelauflage	32
	■ Senfkompresse	50
	■ Ingwerkompresse auf Brust oder Rücken	52
Augen, ermüdete	■ Leinsamenkompresse	36
Bauchschmerzen	■ Dampfkompresse mit oder ohne Kamille oder Schafgarbe	30
	■ feucht-heiße Bauchkompresse mit oder ohne Kamille oder Schafgarbe	25
	■ kalter Lendenwickel nach Kneipp	55
	■ Kartoffelauflage	32
	■ Kirschkernsäckchen (warm)	69
	■ Oxalisauflage (körperwarm)	64
Blähungen	■ „Ruckzuck"-Dampfkompresse mit oder ohne Kamille oder Schafgarbe	30
	■ feucht-heiße Bauchkompresse mit oder ohne Kamille oder Schafgarbe	25
	■ Kartoffelauflage	32
Blasenentzündung	■ Dampfkompresse mit oder ohne Schachtelhalm	29
	■ Eukalyptusöl-Kompresse	40
	■ feucht-heiße Bauchkompresse mit oder ohne Schachtelhalm	25/29
	■ Kartoffelauflage	32
	■ Meerrettichauflage	51
Bluterguss	■ Arnikaauflage (kühl)	64
	■ Eisanwendung	56
	■ Quarkauflage (kühl)	60
	■ Symphytumauflage (kühl)	64
Bluthochdruck	■ kalter Lendenwickel nach Kneipp	55
Blutungsgefahr	■ Eisanwendung	56
Bronchitis	■ Bienenwachskompresse auf die Brust	46
	■ Dampfkompresse mit oder ohne Thymian oder Zitrone	30
	■ feucht-heiße Brustauflage mit oder ohne Thymian oder Zitrone	27
	■ Ingwerauflage	52
	■ Kartoffelauflage	32
	■ Lavendelöl-Kompresse	40
	■ Melissenöl-Kompresse	40
	■ Quark-Brustauflage (körperwarm)	44
	■ Salbenkompresse mit Plantage-Bronchialbalsam	45
	■ Senfauflage	50
	■ Zwiebelauflage	42

Indikation	Maßnahme	Seite
Callusbildung, Förderung der	▪ Symphytumauflage (kühl)	64
Chronische Entzündungen	▪ intensive Wärmeanwendung	22
Cystitis – s. Blasenentzündung		
Diarrhoe – s. Durchfall		
Dreimonatskrämpfe	▪ feucht-heiße Bauchkompresse mit oder ohne Kamille	25
	▪ kleine Dampfkompresse mit oder ohne Kamille	30
Durchfall	▪ Dampfkompresse	30
	▪ feucht-heiße Bauchkompresse mit oder ohne Kamille oder Schafgarbe	25
Dysmenorrhoe	▪ Dampfkompresse mit oder ohne Kamille oder Schafgarbe	30
	▪ feucht-heiße Bauchkompresse mit oder ohne Kamille oder Schafgarbe	25
	▪ Kirschkernsäckchen (warm)	69
Ekzem	▪ Heilerdeauflage mit oder ohne Kräuterzusatz	65
	▪ Quarkauflage (kühl)	60
Entzündungen, chronische	▪ Quarkauflage (körperwarm)	44
Erkältung	▪ Bienenwachskompresse auf die Brust	46
	▪ Eukalyptusöl-Kompresse	40
	▪ Lavendelöl-Kompresse	40
	▪ Melissenöl-Kompresse	40
	▪ Thymianöl-Kompresse	40
Erkältung, beginnende	▪ Zwiebel-Fußsohlenauflage	44
Erkältungsanfälligkeit	▪ Bienenwachskompresse auf die Brust	46
Erschöpfung	▪ feucht-heiße Kompresse (z. B. Bauchkompresse)	25
	▪ Melissenöl-Kompresse	40
Fieber, hohes	▪ lauwarme Waschungen mit oder ohne Pfefferminztee	60
	▪ Wadenwickel	58
	▪ Zitronen-Fußsohlenauflage	61
Fistelbildung	▪ Kohlauflage (eher Weißkohl)	67
Furunkel – s. Abszesse		
Gallenkolik	▪ Dampfkompresse mit oder ohne Schafgarbe	30
	▪ feucht-heiße Bauchkompresse mit oder ohne Schafgarbe oder Heublumen	25/27
	▪ Kartoffelauflage	32
	▪ Kirschkernsäckchen (warm)	69
Geburt, zur Entspannung während der	▪ Kirschkernsäckchen (warm)	69
Gelenke, kalte, steife	▪ Dampfkompresse mit oder ohne Heublumen	25/30
	▪ feucht-heißer Gelenkwickel oder -auflage mit oder ohne Heublumen	25
	▪ Kartoffelauflage	32
Gelenkentzündung, akute oder chronische	▪ Bockshornkleeauflage (warm)	68
	▪ Heilerdewickel um das Gelenk	65
	▪ Kohlauflage (eher Wirsing)	67
	▪ Symphytumauflage (kühl)	64
Gelenkentzündung, akute	▪ Arnikaauflage (kühl)	64
	▪ Quarkauflage (kühl)	60
Gelenkentzündung, chronische	▪ Arnikaauflage (heiß)	64
	▪ Dampfkompresse mit oder ohne Heublumen	25/30
	▪ Dunstwickel mit Arnika	65
	▪ feucht-heißer Gelenkwickel oder -auflage mit oder ohne Heublumen	25
	▪ Kartoffelauflage	32
	▪ Quarkauflage (körperwarm)	44

Indikation	Maßnahme	Seite
Gelenkserguß	▪ Heilerdewickel um das Gelenk	65
	▪ Kohlauflage (eher Weißkohl)	67
	▪ Quarkauflage (körperwarm oder kühl)	44/60
Gelenkschmerzen	▪ Arnikaauflage (heiß)	64
	▪ Dampfkompresse mit oder ohne Heublumen	25/30
	▪ Dunstwickel mit Arnika	65
	▪ feucht-heißer Gelenkwickel oder -auflage mit oder ohne Heublumen	25
	▪ Ingwerwickel am Gelenk	52
	▪ Kartoffelauflage	32
	▪ Symphytumauflage (kühl)	64
Gelenkschmerzen, akute	▪ trockene, intensive Kälte (Erbsensäckchen)	57
Geschwüre	▪ Calendulakompresse	64–65
	▪ Heilerdeauflage	65–66
	▪ Kohlauflage (eher Weißkohl)	67–68
Gicht	▪ Heilerdewickel	65
	▪ Kohlauflage (eher Wirsing)	67
	▪ Quarkauflage (kühl)	60
Gürtelrose	▪ Johannisöl-Kompresse	39–41
Halsentzündung, akute	▪ Prießnitz-Halswickel	56
	▪ Quark-Halswickel (kühl)	60
	▪ Zitronen-Halswickel (kühl)	61
	▪ Kohlauflage	67/68
Halsweh	▪ Quark-Halswickel (körperwarm)	44
	▪ Zitronen-Halswickel (warm)	61/ Abb 4.3 d, S. 43
	▪ Kartoffelauflage	32
Hämatom – s. Bluterguss		
Harnverhalten	▪ „Ruckzuck“-Dampfkompresse	30
	▪ Eukalyptusöl-Kompresse	40
	▪ Kirschkernsäckchen (warm)	69
Harnwegsinfektion und -anfälligkeit	▪ Dampfkompresse mit oder ohne Schachtelhalm	29
	▪ Eukalyptusöl-Kompresse	40
	▪ feucht-heiße Nierenkompresse mit oder ohne Schachtelhalm	28
	▪ Kartoffelauflage	32
Haut, unreine	▪ Heilerdeauflage mit oder ohne Kräuterzusatz	65
	▪ Quarkauflage (kühl)	60
Heilfasten – s. Leberfunktions-Unterstützung		
Heiserkeit	▪ Heilerde-Halswickel	65
	▪ Quark-Halswickel (kühl)	60
Herpes zoster	▪ Johannisöl-Kompresse	39
Herzbeschwerden, nervöse	▪ Arnikaauflage (kühl bis warm)	64
Husten	▪ Bienenwachskompresse auf die Brust	46
	▪ Lavendelöl-Kompresse	40
	▪ Leinsamenkompresse	36
	▪ Melissenöl-Kompresse	40
	▪ Quark-Brustauflage (körperwarm)	44
	▪ Salbenkompresse mit Plantage-Bronchialbalsam	45
	▪ „Ruckzuck“-Dampfkompresse	30
Husten mit zähem Schleim	▪ Zwiebel-Brustauflage	44
Husten, trockener	▪ Dampfkompresse mit oder ohne Thymian oder Zitrone	30
	▪ feucht-heiße Brustauflage mit oder ohne Thymian oder Zitrone	27
	▪ Kartoffelauflage	32
Hustenreiz	▪ Thymianöl-Kompresse	40
	▪ „Ruckzuck“-Dampfkompresse	30
Hyperthyreose	▪ Heilerde-Halswickel	65

Indikation	Maßnahme	Seite
Insektenstich	■ Combudoronauflage ■ Heilerdeauflage ■ Kohlauflage (eher Weißkohl) ■ Quarkauflage (kühl)	64 65 67 60
Ischialgie	■ Johannisöl-Kompresse	39
Ischialgie, akute, schmerzhafte	■ Eisanwendung (kurzzeitig)	56
Keuchhusten	■ Thymianöl-Kompresse ■ feucht-heiße Brustauflage mit Thymian	40 27
Kieferhöhlenentzündung – s. Nasennebenhöhlenentzündung		
Knochenbruch	■ Symphytumauflage (kühl)	63
Kopfschmerzen	■ Meerrettichauflage im Nacken ■ Senfkompresse im Lenden-Sakral-Bereich ■ trockene, intensive Kälte (Erbsensäckchen) ■ Zitronen-Fußsohlenauflage ■ Zwiebel-Fußsohlenauflage	51 50 57 61 42
Krampfadern	■ Boragoauflagen ■ Calendulaauflagen ■ Quarkauflage (kühl)	64 64 60
Leberfunktions-Unterstützung	■ „Ruckzuck"-Dampfkompresse ■ Dampfkompresse mit Schafgarbe ■ feucht-heiße Bauchkompresse mit oder ohne Scharfgarbe oder Heublumen ■ Heublumensäckchen ■ Kartoffelauflage	30 30 25 35 32
Lymphabfluss- und -zirkulationsstörungen	■ Quarkauflage (kühl oder körperwarm)	44/60
Lymphdrüsenschwellung, akute oder chronische	■ Heilerdeauflage mit oder ohne Honigkleezusatz ■ Quarkauflage (kühl oder körperwarm) ■ Salbenauflage mit Archangelikasalbe	65 44/60 46
Mandelentzündung	■ Heilerde-Halswickel ■ Zitronen-Halswickel	65 61
Mastitis, beginnende	■ Kohlauflage (eher Weißkohl) ■ Quarkauflage (kühl)	67 60
Menstruationskrämpfe – s. Dysmenorrhoe		
Migräne	■ Meerrettichauflage	51
Mobilisierung, zur Unterstützung der	■ Dampfkompresse mit oder ohne Heublumen ■ feucht-heißer Gelenkwickel oder -auflage mit oder ohne Heublumen ■ Kartoffelauflage	25/30 25 32
Mumps	■ Kamillenblütensäckchen (trocken) ■ Kamillenkompresse (feucht-warm) ■ Kartoffelauflage	70 47 32
Muskel- und Gelenkschmerzen	■ Heublumensäckchen	33
Muskelverspannungen u. -schmerzen	■ „Ruckzuck"-Dampfkompresse ■ Ingwerkompresse ■ Johannisöl-Kompresse ■ Kirschkernsäckchen (warm) ■ Senfauflage ■ intensive Wärmeanwendung	30 52 39 69 50 22
Muskelzerrung	■ Eisanwendung ■ Kohlauflage (eher Wirsing) ■ Quarkauflage (kühl) ■ Salbenkompresse mit Kytta-Plasma ■ Symphytumauflage (kühl) ■ trockene, intensive Kälte (Erbsensäckchen)	56 67 60 45 64 57

Indikation	Maßnahme	Seite
Nagelbettentzündung	■ Heilerdeauflage	65
	■ Kohlauflage (eher Wirsing)	67
Nasen-Rachen-Raum, akut oder chronisch entzündeter	■ Prießnitz-Halswickel	56
	■ Quarkhalswickel (kühl)	60
	■ Zitronen-Halswickel	61
Nasennebenhöhlenentzündung	■ Bockshornkleeauflage (warm)	68
	■ Kamillenblütensäckchen (trocken)	70
	■ Kamillenkompresse (feucht-warm)	47
	■ Leinsamenkompresse	36
	■ Meerrettichauflage	51
	■ Prießnitz-Halswickel	56
	■ Quark-Gesichtsauflage (körperwarm)	44
Nervenschmerzen	■ Johannisöl-Kompresse	39
Nervosität	■ Dampfkompresse	30
	■ feucht-heiße Bauchkompresse	25
	■ Kartoffelauflage	32
	■ Lavendelöl-Kompresse	40
Nesselausschlag	■ Combudoronauflage	64
	■ Quarkauflage (kühl)	60
Neurodermitis	■ Quarkauflage (kühl)	60
Nieren-Funktionsschwäche und -erkrankungen	■ Dampfkompresse mit oder ohne Schachtelhalm	30
	■ feucht-heiße Nierenkompresse mit oder ohne Schachtelhalm	28
	■ Kartoffelauflage	32
Nierenfunktionanregend	■ Ingwerkompresse auf die Nieren	42
Nierensteinbildung, Neigung zu	■ Dampfkompresse mit oder ohne Schachtelhalm	30
	■ feucht-heiße Nierenkompresse mit oder ohne Schachtelhalm	28
	■ Kartoffelauflage	32
Obstipation – s. Verstopfung		
Ohrenschmerzen	■ Kamillenblütensäckchen (trocken)	70
	■ Kamillenkompresse (feucht-warm)	47
	■ Kohlauflage (eher Wirsing)	67
	■ Zwiebel-Ohrenauflage	42
Panaritium – s. Nagelbett-entzündung		
Pneumonie-prophylaxe – s. Atemunterstützung		
Prellung	■ Alkoholauflage	64
	■ Arnikaauflage (kühl)	64
	■ Calendulaauflage	64
	■ Eisanwendung	56
	■ essigsaure Tonerdeauflage	64
	■ Heilerdeauflage	65
	■ Quarkauflage (kühl)	60
	■ Salbenkompresse mit Kytta-Plasma	45
	■ Symphytumauflage (kühl)	64
	■ trockene, intensive Kälte (Erbsensäckchen)	57
Quetschung	■ Arnikaauflage (kühl)	64
	■ Symphytumauflage (kühl)	64
Reizdarm, nervöser	■ Dampfkompresse mit oder ohne Kamille oder Schafgarbe	30
	■ feucht-heiße Bauchkompresse mit oder ohne Kamilleoder Schafgarbe	25
Rückenschmerzen – s. Muskelverspannungen		

Indikation	Maßnahme	Seite
Schlafstörungen	■ „Ruckzuck"-Dampfkompresse	30
	■ Dampfkompresse	30
	■ feucht-heiße Bauchkompresse	25
	■ kalter Lendenwickel nach Kneipp	55
	■ Kartoffelauflage	32
	■ Lavendelöl-Kompresse	40
	■ Kräutersäckchen (Honigklee u. Waldmeister / Lavendel u. Zitrone / Lavendel u. Majoran)	70
	■ Wadenwickel	58
Schmerzen, akute	■ Eisanwendung (kurzzeitig)	56
Schnupfen	■ Kamillenblütensäckchen (trocken)	70
	■ Kamillenkompresse (feucht-warm)	47
	■ Zwiebel-Fußsohlenauflage	44
Schnupfen, festsitzender	■ Leinsamenkompresse	36
	■ Meerrettichauflage	51
Schürfung	■ Calendulaauflage	64
Schwellung	■ Alkoholauflage	64
	■ essigsaure Tonerdeauflage	64
	■ Quarkauflage (kühl)	60
	■ trockene, intensive Kälte (Erbsensäckchen)	57
Sehnenscheidenentzündung	■ Bockshornkleeauflage (kühl)	68
	■ Dampfkompresse mit oder ohne Heublumen	30
	■ feucht-heißer Gelenkwickel oder -auflage mit oder ohne Heublumen	25
	■ Quarkauflage (körperwarm oder kühl)	44/60
Sonnenbrand	■ Combudoronauflage	64
	■ Quarkauflage (kühl)	60
Stirnhöhlenentzündung – s. Nasennebenhöhlenentzündung		
Stresszustände	■ feucht-heiße Bauchkompresse	25
	■ Melissenöl-Kompresse	40
	■ Rosenblütensäckchen	70
Tennisellbogen	■ Bockshornkleeauflage (kühl)	68
	■ Dampfkompresse mit oder ohne Heublumen	30
	■ feucht-heißer Gelenkwickel oder -auflage mit oder ohne Heublumen	25
Thrombophlebitis – s. Venenentzündung		
Trigeminus-Neuralgie	■ Johannisöl-Kompresse	40
Ulcus cruris – s. Geschwüre		
Unruhe	■ „Ruckzuck"-Dampfkompresse	30
	■ Dampfkompresse	30
	■ feucht-heiße Bauchkompresse	25
	■ Kamillenblütensäckchen (trocken)	70
	■ Lavendelsäckchen	70
	■ Lavendelöl-Kompresse	40
	■ Melissensäckchen	70
	■ Rosenblütensäckchen	70
	■ Wadenwickel	58
Venenentzündung, oberflächliche	■ Alkoholauflage	64
	■ Boragoauflage	64
	■ essigsaure Tonerdeauflage	64
	■ Heilerdeauflage mit oder ohne Honigkleezusatz	65
	■ Kohlauflage (eher Weißkohl)	67
	■ Quarkauflage (kühl)	60

Indikation	Maßnahme	Seite
Verbrennung/Verbrühung	■ Combudoronauflage	64
	■ Heilerdeauflage	65
	■ Quarkauflage (kühl)	60
Vernarbungen, empfindliche	■ Johannisöl-Kompresse	40
	■ Kohlauflage (eher Wirsing)	67
Verstauchung	■ Alkoholauflage	64
	■ Arnikaauflage (kühl)	64
	■ Eisanwendung	56
	■ essigsaure Tonerdeauflage	64
	■ Heilerdeauflage	65
	■ Kohlauflage (eher Wirsing)	67
	■ Quarkauflage (kühl)	60
	■ Salbenkompresse mit Kytta-Plasma	45
	■ trockene, intensive Kälte (Erbsensäckchen)	57
Verstopfung	■ „Ruckzuck“-Dampfkompresse	30
	■ Dampfkompresse mit oder ohne Kräuterzusatz	30
	■ feucht-heiße Bauchkompresse mit oder ohne Kamille oder Schafgarbe	25
	■ Heublumensäckchen	35
	■ kalter Lendenwickel nach Kneipp	55
	■ Kartoffelauflage	32
Wärme- und Energiemangel	■ Dampfkompresse	30
	■ feucht-heiße Nierenkompresse	28
	■ Kartoffelauflage	32
Wärmemangel	■ Ingwerwickel auf die Nieren	52
	■ Olivenöl-Kompresse	40
Wärmestau	■ lauwarme Waschungen, mit oder ohne Pfefferminztee	60
Wunden, schlecht heilende, unreine	■ Calendulaauflage	64
	■ Kohlauflage (eher Weißkohl)	67
Zahnschmerzen	■ Kamillenblütensäckchen (trocken)	70
	■ Kamillenkompresse (feucht-warm)	47

Nützliche Adressen

Bezugstipps und -anschriften für (Natur-) Textilien und spezielle Wickelzutaten

Stationärer Bereich: In der Wäscheabteilung oder der Nähstube nachfragen. Manchmal finden sich sogar noch jahrzehntealte komplette Wickeltücher-Sätze. Evtl. alte Bettwäsche oder Lappen aus der Wäscherei holen.

Betten- bzw. Textilfachgeschäft: z. B. günstige Mantel- oder Kostümstoffe als Meterware für Wollaußentücher.

Bezugsquellen für Naturtextilien im alternativen Branchenverzeichnis nachschlagen.

100% reine Merino-Schafschurwolle als Meterware erhältlich (ebenso Nesselstoff, Webpelz und Moltonflanell) bei:

- Fa. Rolf & Ursula Aßmus
  Fortsstr. 35
  74379 Ingersheim
  Tel.: (07142) 6904 oder Fax: (07142) 52644

Preisgünstige, gestrickte Tücher aus reiner, naturbelassener Schafschurwolle bei:

- Dorfgemeinschaft Brettachhöhe
  Wollwerkstatt
  74582 Gerabronn
  Tel.: (07952) 6230 oder Fax: (07952) 5090

Komplette Wickelsets für Erwachsene und für Kinder, Kräuterkissen, Kühlbeutel, Rohwolle usw.:

- Heidi Schneider
  Hofstettenstraße 29
  CH 8212 Neuhausen am Rheinfall
  Tel.: Schweiz (052) 6728133
  (Bestell-Liste anfordern)

- Bärbl Buchmayr
  Gordian-Guckh-Str. 1
  83410 Laufen
  Tel./Fax (08682) 809474

Fertige Schulter-Dreieckstücher und Woll-Außentücher 40 × 150 cm (100% reine Merino-Schafschurwolle):

- Constanze Wittmann
  Schauenburgstrasse 4
  79639 Grenzach-Wyhlen
  Tel.: (07624) 980921 oder Fax: (07624) 983942

Rohwolle: Bei einer örtlichen Schäferei nachfragen oder im Wolle-Fachgeschäft (Rohwolle zum Spinnen) oder in Läden mit gutem Spielzeug (Waldorfpädagogik): „Spiel- und Bastelwolle".

Viele örtliche Kneippvereine vertreiben Kneipp-Wickeltuch-Sets. Hier kann man nach der Anschrift des nächstliegenden Kneippvereins fragen:

- Kneipp-Bund e.V.
  Adolf-Scholz-Allee 6–8
  86825 Bad Wörishofen
  Tel.: (08247) 30020

Baby-/Windel-Sicherheitsnadeln (evtl. zum Befestigen eines Außentuchs) in allen großen Baby-Ausstattungsgeschäften und Drogeriemärkten.

Fertige Bienenwachskompressen mit und ohne Seide-Rohwolle-Auflage erhältlich bei:

- Birgitta Herold-Stickel
  Amselweg 20
  85764 Oberschleißheim
  Tel.: (089) 31573957 oder Fax: (089) 31573958

Bienenwärmeauflagen (als Meterware, 43 cm breit):

- Dirk-Hinrich Otto
  Schmachtenbergstr. 174
  45219 Essen
  Tel./Fax: (02054) 82557

Heilkräuter, Bienenwachs, schwarzes Senfmehl: aus der örtlichen Apotheke.

100% reine, natürliche ätherische Ölessenzen, pflanzliche Öle, Zitronen, Meerrettich, Kartoffeln aus kontrolliert biologischem Anbau: z. B. im Naturkosthandel oder vom Bioland oder Demeter Hof.

Pflanzenfotokarten:

- Wolfgang und Rohini Sonn
  Schwimmbadstrasse 3
  79100 Freiburg
  Tel.: (0761) 700745

Veranstalter von Fortbildungen zum Thema Wickel und Auflagen

Linum-Schule
Wickelfachausbildung
Informationen unter:
Wickel-Fachforum-Zentrale
e-mail: elke.heilmann-wagner@web.de
www.wickel.biz

Landesverbände des Deutschen Berufsverbands für Pflegeberufe:

- Landesverband Baden-Württemberg
  Eduard-Steinle-Str. 9
  70619 Stuttgart
  Tel.: (07 11) 47 50 61 oder Fax: (07 11) 4 78 02 39
- Landesverband Bayern
  Romanstr. 67
  80639 München
  Tel.: (0 89) 17 99 70 16 oder Fax: (0 89) 1 78 56 47
- Landesverband Hessen, Rheinl.-Pfalz, Saarland, Thüringen
  Postf. 900224
  60442 Frankfurt
  Tel.: (0 69) 70 76 03 70 oder Fax: (0 69) 82 36 19 47

Caritasverband der Erzdiözese Köln
Abtl. Krankenhilfe/Pflegeberufe
Postf. 290261
50524 Köln
Tel.: (02 21) 2 01 03 33 oder Fax: (02 21) 2 01 03 93

Caritasverband Würzburg
Ref. Fortbildung
Franziskanergasse 3
97070 Würzburg
Tel.: (09 31) 38 66 64 oder Fax: (09 31) 38 66 51

Caritasverband Eichstätt
Residenzplatz 14
85072 Eichstätt
Tel.: (0 84 21) 5 09 26 oder Fax: (0 84 21) 5 09 09

Diakonisches Werk Pfalz
Referat Pflege (Referatnummer 3.6)
Karmeliterstr. 20
67346 Speyer
Tel.: (0 62 32) 66 42 58 oder Fax: (0 62 32) 66 41 30

Maya Thüler
Am Schmitteplatz 10
CH 3076 Worb
Tel. und Fax: (00 41 31) 8 39 54 80

Diakonisches Institut für Soziale Berufe (di)
Bodenschwinghweg 30
89160 Dornstadt
Tel.: (0 73 48) 9 87 40

Madeleine Ducommun-Capponi
Niklaus-Konrad-Str. 18
CH 4501 Solothurn
Tel.: (00 41) 3 26 21 19 05 oder Fax.: (00 41) 3 26 21 11 43

Kath. Berufsverband für Pflegeberufe
Landesverband Bayern
Ostengasse 27
93047 Regensburg
Tel.: (09 41) 56 96 34 oder Fax: (09 41) 56 96 37

Facharbeiten zum Thema Wickel und Auflagen

Eine Liste von Facharbeiten kann erhalten werden über:
Christa Rath
Coswiger Str. 17
06886 Wittenberg
Tel.: (0 34 91) 45 94 00

Nützliche Adressen bezüglich Pflegeforschung

Pflegeforschungsinstitute

Institut für Pflegewissenschaften
Universität Bielefeld
Postfach 100131
33501 Bielefeld
Tel.: (05 21) 1 06 38 96

Institut für Pflegewissenschaften
Universität Witten/Herdecke
Stockumer Str. 12
58453 Witten
Tel.: (0 23 02) 66 93 58

Pflegewissenschaftliches Institut
am Klinikum Nürnberg
Heimerichstr. 58
90419 Nürnberg
Tel.: (09 11) 3 98 24 14 oder Fax: (09 11) 3 98 28 49

Agnes Karll Institut für Pflegeforschung
Hauptstr. 392
65760 Eschborn
Tel.: (0 61 73) 60 44 50 oder Fax: (0 61 73) 60 45 99

Forschungsförderer

„Arbeit und Technik"
Projektträgerschaft des Bundesministeriums
f. Forschung u. Technologie
Südstr. 125
53175 Bonn
Tel.: (02 28) 38 21

Stiftungsfonds Agnes Karll für Pflegeforschung
und Pflegeentwicklung e.V.
c/o Kreiner
Geschwister-Scholl-Str. 26
44135 Dortmund
Tel.: (0 23 02) 66 93 56

Deutscher Verein für Pflegewissenschaft e.V.
(DV Pflegewissenschaft)
Bürgerstr. 47
47057 Duisburg
Tel.: (02 03) 35 67 93

Bundesministerium für Arbeit und Sozialordnung
Rochusstr. 1
53123 Bonn
Tel.: (02 28) 52 70

Bundesministerium für Gesundheit
Am Probsthof 78 a
53121 Bonn
Tel.: (02 28) 94 10

Robert Bosch Stiftung
Postfach 100628
70005 Stuttgart
Tel.: (07 11) 46 08 40

Bundesministerium für Frauen, Jugend, Familie
und Senioren
Godesberger Allee 140
53175 Bonn
Tel.: (02 28) 30 60

Außerdem anfragen bei: Veronika Carstens Stiftung und Selbsthilfe-Verbänden, wie z. B.: ILCO, AMSEL, Mucoviszidose-Kranke, Deutsche Krebshilfe usw.

Ausbildungsplan für Wickel-Fachausbildung der Schule LINUM
(Annegret Sonn, Sonnenbühl / überarbeitet Elke Heilmann-Wagner, 2004)

Ausbildungs-einheit	Tag	Zeiten	UE	Inhalte	ReferentIn
Modul 1: September	Donnerstag	16:00–18:15	3	Begrüßung – Kennen lernen – Austausch – Räumlichkeiten	Fachfrauen/-männer (u. Kursleiterinnen für Wickel und Auflagen
		19:00–21:30	3	Ausbildungsablauf – Lehr- u. Lernmethoden klären – *heißer Gelenkwickel*	
	Freitag	09:00–12:15	4	geschichtliche Hintergründe von W. u. A. – Video zu Kneipp – Literatur usw.	
		14:30–17:45	4	*Bauchkompresse o. Zusatz* – Facharbeiten zu W. u. A. – Wickelmaterial u. Bezugsquellen	
	Samstag	09:00–12:15	4	wie wirken W. u. A.? – phys. Prinzipien, Empirie – Indikationen u. Kontraindikationen von Wärmeanwendungen	
		14:30–17:45	4	Erarbeiten d. Wickelzusätze (Gruppenarbeit) – *feucht-heiße Nierenauflage mit Schachtelhalm*	
	Sonntag	09:00–12:15	4	*Dampfkompresse mit Zusatz* – Einführung in das Beobachtungsprotokoll für die „Hausaufgaben“	
Zwischen den Wochenend-Einheiten			4	praktisches Üben und Protokollieren der erlernten Anwendungen	
Modul 2: Oktober	Donnerstag	16:00–18:15	3	Begrüßung – Berichte/Austausch über die zwischenzeitlich gemachten prakt. Erfahrungen	Fachfrauen u. Kursleiterinnen für Wickel u. Auflagen
		19:00–21:30	3	*(trockene) Wärme-Säckchen*	
	Freitag	09:00–12:15	4	*Kartoffelauflage* – Substanzenlehre erarbeiten	
		14:30–17:45	4	Herstellung und Anwendung von *Kräutersäckchen*	
	Samstag	09:00–12:15	4	*Lein* und seine Verwendung als Kompresse usw.	
		14:30–17:45	4	*Heublumensäckchen* – Substanzen erarbeiten – *Bockshornklee* und seine Verwendung als Kompresse	
	Sonntag	09:00–12:15	4	Anwendung von *Quark* – Anwendungen mit *Zitrone*	
Zwischen den Wochenend-Einheiten			4	praktisches Üben und Protokollieren der erlernten Anwendungen	
Modul 3: November	Donnerstag	16:00–18:15	3	Begrüßung – Berichte/Austausch über die zwischenzeitlich gemachten prakt. Erfahrungen	Fachfrauen u. Kursleiterinnen f. W. u. A.
		19:00–21:30	3	Aromamassage	Aromachologin
	Freitag	ganztags	8	Aromatologie und *Ölkompressen*	Aromachologin
	Samstag	09:00–12:15	4	Anwendung der *Bienenwachskompresse – Schmalzwickel - Olivenölwickel*	Fachfrauen u. Kursleiterinnen f. W. u. A.
		14:30–17:45	4	Herstellung von *Bienenwachskompressen*	
	Sonntag	09:00–12:15	4	kühlende u. kalte Anwendungen: *Waschung – Wadenwickel - Fieberbegleitung*	
Zwischen den Wochenend-Einheiten			4	praktisches Üben und Protokollieren der erlernten Anwendungen	

Ausbildungs-einheit	Tag	Zeiten	UE	Inhalte	ReferentIn
Modul 4: Januar	Donnerstag	16:00–18:15	3	Begrüßung – Berichte/Austausch über die zwischenzeitlich gemachten prakt. Erfahrungen	Fachfrauen u. Kursleiterinnen für Wickel und Auflagen
		19:00–21:30	3	hautreizende Substanzen: *Meerrettich* und *Senf* u. ihre äußerlichen Anwendungen	
	Freitag	09:00–12:15	4	rechtliche Aspekte von Wickelanwendungen	Rechtsanwalt
		14:30–17:45	4	*Ingweranwendung* – Substanzen erarbeiten	Fachfrauen u. Kursleiterinnen f. W. u. A.
	Samstag	ganztags	8	Studientag in Bad Wörishofen, Sebastian-Kneipp-Schule	medizinische Bademeister
	Sonntag	09:00–12:15	4	Anwendung von *Zwiebel* u. *Kohl*	Fachfrauen u. Kursleiterinnen f. W. u. A.
Zwischen den Wochenend-Einheiten			4	praktisches Üben und Protokollieren der erlernten Anwendungen	
Modul 5: Februar	Freitag	16:00–18:15	3	Begrüßung – Berichte/Austausch über die zwischenzeitlich gemachten prakt. Erfahrungen	Fachfrauen u. Kursleiterinnen für Wickel u. Auflagen
		19:00–21:30	3	*Heilerde-Anwendungen*	
	Samstag	ganztags	8	Einführung in die anthroposophische Pflege u. die rhythmischen Einreibungen	
	Sonntag	09:00–12:15	4	*Kompressen mit Essenzen u. Salben* - Salbenherstellung	
Zwischen den Wochenend-Einheiten			4	praktisches Üben und Protokollieren der erlernten Anwendungen	
Modul 6: Februar	Freitag	16:00–19:00	4	Schriftliche, mündliche Prüfung	Fachfrauen u. Kursleiterinnen für Wickel u. Auflagen
	Samstag	08:30–12:30	5	Vorbereitungen für die Abschlusspräsentation	
		14:00–18:00	5	öffentliche Abschlusspräsentation der Arbeitsgruppen und Nachbereitung	
	Sonntag	09:00–12:15	4	Überreichung der Zertifikate – Auswertung u. Ausblick	

Gesamtstunden: 160 UE (à 45 Min.) = 120 Zeitstunden

Literatur

Anderson, M.: Husten, Schnupfen, Heiserkeit. Deutsche Krankenpflegezeitschrift 4 (1993)

Aßmann, C.: Pflegeleitfaden Alternative und Komplementäre Methoden (Wickel und Auflagen). Urban & Schwarzenberg, München 1996

Augustin, M., V. Schmiedel: Handbuch Naturheilkunde. Haug, Heidelberg 1997

Bachmann, R.M., G.M. Schleinkofer: Die Kneipp-Wassertherapie. Trias, Stuttgart 1992

Bartholomeyczik, S., E. Müller: Pflegeforschung verstehen. Urban & Schwarzenberg, München 1997

Böhme, H., A. Sonn: Juristische Aspekte bei alternativen Methoden: „Heilpflanzen-Anwendungen in der Pflege" Pflege Ambulant 6 (2002)

Böhme, H.: Alternative Methoden: Was dürfen ambulante Pflegekräfte? Heilberufe ambulant 12 (1997)

Böhme, H.: Alternative Pflege – was ist erlaubt? Heilberufe 48 (1996)

Böhme, H.: Die Regeln der Heilkunst – Rechtliche Aspekte einer Therapie jenseits der Wissenschaft. Hess. Ministerium f. Umwelt, Energie, Jugend, Familie u. Gesundheit, Wiesbaden (in Vorbereitung)

Bühring, U.: Heilpflanzen in der Pflege. Huber, Bern 2004

Brunk, U.: Wickel und Auflagen. Heilberufe ambulant 3 (1997)

Burnard, P., P. Morrison: Forschen in der Pflege. Lambertus, Freiburg 1995

Canal, C.: Wickel und Auflagen als ergänzende Maßnahmen zur medikamentösen Therapie. Pflegezeitschrift 6 (1995)

Egli, J., J. Emmenegger: Felix und Lea. Selbstverlag, Hofstetten 1996

Egli, J., J. Emmenegger: Förderung der Eigenheilkräfte. Selbstverlag, Hofstetten 1996

Eichler, E.: Wickel und Auflagen. Verein f. ein erw. Heilwesen, Bad Liebenzell 1991

Floto, G., V. Vogler: Natürliche Behandlung von Kinderkrankheiten. Ravensburger Spieleverlag, Ravensburg 1997

Franz, Kurt: Naturheilmittel und Recht. C. Heymanns, Köln 1992

Georg, J.: Die Zwiebel. Pflegekalender 97. Ullstein Mosby, Wiesbaden 1996

Georg, J.. Wadenwickel unter der Lupe. Pflegekalender 96. Ullstein Mosby, Wiesbaden 1995

Georg, J.: Wohlig warme, wohltuende Wickel. Pflegekalender 96. Ullstein Mosby, Wiesbaden 1995

Georg, J.. Wickel und Auflagen. Pflege aktuell 1 (1995)

Gillert, O., W. Rulffs: Hydrotherapie und Balneotherapie. Pflaum, München 1990

Glöckler, M., W. Göbel: Kindersprechstunde. Urachhaus, Stuttgart 1987

Hammerer, M.: Ölauflagen mit ätherischem Lavendelöl. Pflege aktuell 11 (1994)

Heine, R., F. Bay: Pflege als Gestaltungsaufgabe. Hippokrates, Stuttgart 1995

Huber H.: Lavendel-Auflagen bei Patienten auf der Intensivstation am Klinikum der Johann Wolfgang Goethe-Universität Frankfurt am Main, 2001

Isensee, Josef: Kassenarztmonopol und nichtärztliche Leistungserbringer. C. Heymanns, Köln 1995

Kliniken Ludwigsburg – Bietigheim: Damit der Schmerz erträglich wird. Schmerzbroschüre. Kliniken Ludwigsburg-Bietigheim, Ludwigsburg

Kneipp Bund: Kneipp-Anwendungen. Kneipp, Bad Wörishofen 1995

Kröker, C.: Wickel, Kataplasmen und Umschläge. Die Schwester/Der Pfleger 5 (1989)

Kusserow, M.: Äußere Anwendungen in der anthroposophisch erweiterten Medizin. Korrespondenzblätter für Ärzte 133 (1992)

Lange, P.: Hausmittel für Kinder. rororo, Reinbek 1993

Michallik, F., A. Feiler: Aromatherapie. Kreativ-Verlag, Saarlouis 1996

Muck, H.: Der Kohl in der äußeren Anwendung. Rundbrief Ostern (1994)

Pahlow, M.: Das große Buch der Heilpflanzen. Gräfe & Unzer, München 1993

Reich, U.: Quarkwickel. Pflege aktuell 1 (1995)

Rückert, A.: Das Handbuch der Hauswickel. Falken, Niedernhausen 1997

Sitzmann, F.: Pflegehandbuch Herdecke. Springer, Stuttgart 1997

Sonn, A.: Heilpflanzen in der Pflege, Huber, Bern 2004

Sonn, A.: Wadenwickel. Forum Sozialstation 44 (1988)

Sonn, A.: Quarkanwendungen. Forum Sozialstation 48 (1989)

Sonn, A.: Wickel und Auflagen – überlieferte Pflegemethoden neu erprobt. Krankenpflege 3 (1990)

Sonn, A.: Wickelmaterialien. Forum Sozialstation 50 (1990)

Sonn, A.: Natürliches für die Blase. Forum Sozialstation 55 (1991)

Sonn, A.: Kartoffelauflage. Forum Sozialstation 57 (1991)

Sonn, A.: Heilpflanzen-Fotokarten. Selbstverlag, Sonnenbühl 1992

Sonn, A.: Wickel bei Verstopfung. Forum Sozialstation 59 (1992)

Sonn, A.: Rohwolle. Forum Sozialstation 60 (1992)

Sonn, A.: Zwiebelauflage. Forum Sozialstation 61 (1992)

Sonn, A.: Der sanfte Weg. Forum Sozialstation 62 (1993)
Sonn, A.: Bienenwachskompresse. Forum Sozialstation 63 (1993)
Sonn, A.: Senfauflage. Forum Sozialstation 65 (1993)
Sonn, A.: Alte Hausmittel auf dem Prüfstand. Forum Sozialstation 67 (1994)
Sonn, A.: 12 Wickelposter. Unterrichtsposter 11 (1995)
Sonn, A.: Feucht-heiße Kompressen auf Bauch oder Kreuz. Wendepunkt 1 (1996)
Sonn, A.: Gutes für die Blase. Wendepunkt 2 (1996)
Sonn, A.: Kühlen und lindern mit Quark. Pflegen ambulant 3 (1996)
Sonn, A.: Mit Blüten, Kräutern & Essenzen. Pflegezeitschrift Sonderausgabe (1997)
Sonn, A.: Zitronenauflagen und Heilerdekompressen. Forum Sozialstation 90 (1998)
Sonn, A.: Meerrettichkompresse. Forum Sozialstation 91 (1998)
Stellmann, H.M.: Kinderkrankheiten natürlich behandeln. Gräfe & Unzer, München 1997
Tetenberg, V.: Heilerde. Naturheilkunde 3 (1994)
Thüler, M.: Wohltuende Wickel. M. Thüler Verlag, Worb 1998
Uhlemayr, U.: Wickel & Co. Gräfe & Unzer, München 1997
v. Benthem-van Beek Vallenhoven, A. u.a.: Krankenpflege zu Hause. Freies Geistesleben, Stuttgart 1996
Vasey, C.: Sanft Heilen mit Wickeln und Kompressen. Midena, Aarau 1995
Vonarburg, B.: Heublumen – das Morphium der Naturheilkunde. Natur & Heilen 7 (1991)
Weiss, R.F., V. Fintelmann: Lehrbuch der Phytotherapie, 10. Aufl. Hippokrates, Stuttgart 2002
Zegelin, A.: Alles Quark? Die Schwester/Der Pfleger 3 (1997)

Sachverzeichnis

V

W

Z

3 eindeutige Lernelemente unterstützen Sie beim Lernen

M Merke

M *Bei der Verwendung von Zitrone sollte diese unbedingt aus kontrolliert biologischem Anbau oder zumindest ungespritzt sein, da Insektizidrückstände zu heftigen Hautreizungen führen können.*

P Praxistipp

P *Bei Wöchnerinnen können Leinsamenkompressen auf die Brust aufgelegt werden, wenn sich beim Milcheinschuss die Milchdrüsen verhärten und so ein Stau entsteht. Nur für ein paar Minuten anwenden, bevor das Kind angelegt wird. Wenn die Verhärtungen (Knoten) sich jedoch heiß und entzündlich anfühlen, muss gekühlt werden (z. B. mit zimmerwarmen Quark, S. 44).*

Film

Um die Inhalte zu vertiefen, können Sie sich das Video „Temperierte Quarkauflage" ansehen.